中医传承

全国名中医用药特辑

中风诊治

主　编◎王广尧　任吉祥
副主编◎刘海艳　任吉野
编　委◎冯菲菲　任洪亮　刘小燕
　　　　吕宏魁　吕志国　张冬梅
　　　　林　雪　徐云龙　郭富彬
　　　　付善玉

吉林科学技术出版社

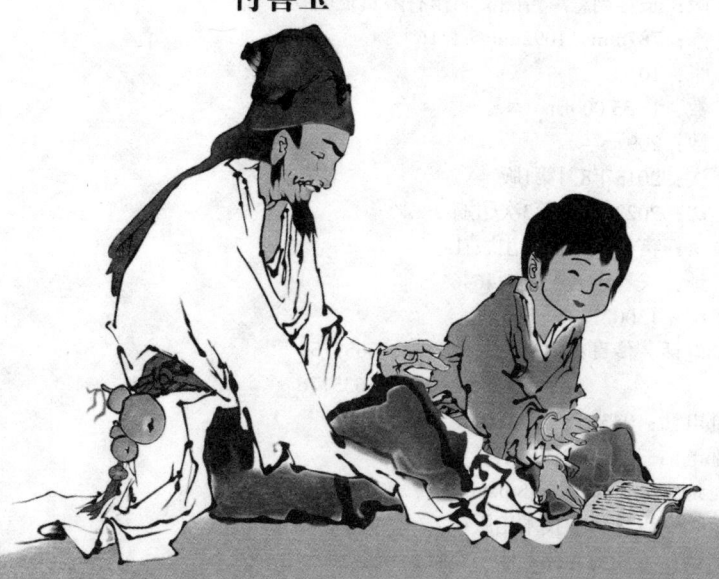

图书在版编目（CIP）数据

中风诊治 / 王广尧等主编. -- 长春：吉林科学技术出版社，2015.2
 ISBN 978-7-5384-8687-2

Ⅰ. ①中… Ⅱ. ①王… Ⅲ. ①中风－中医治疗法 Ⅳ. ①R255.2

中国版本图书馆CIP数据核字(2014)第302026号

全国名中医用药特辑
中风诊治

主　　编：王广尧　任吉祥
出 版 人：李　梁
责任编辑：韩　捷　李永百
封面设计：长春创意广告图文制作有限责任公司
制　　版：长春创意广告图文制作有限责任公司
开　　本：787mm×1092mm　1/16
印　　张：10
印　　数：1-35 000册
字　　数：209千字
版　　次：2015年8月第1版
印　　次：2022年6月第3次印刷
出版发行：吉林科学技术出版社
社　　址：长春市人民大街4646号
邮　　编：130021
发行部电话／传真：0431-85635177　85651759
85651628　85635176
编辑部电话：0431-85635186
储运部电话：0431-86059116
网　　址：http://www.jlstp.com
实　　名：吉林科学技术出版社
印　　刷：天津海德伟业印务有限公司
书　　号：ISBN 978-7-5384-8687-2
定　　价：43.00元
版权所有　翻版必究
如有印装质量问题　可寄出版社调换

前言

近30年来我国脑中风的发病率和患病率呈上升趋势，每年发生的中风事件约200万，每年死亡人数超过120万，是发达国家死亡人数的总和，每年的脑血管病医疗费用超过100亿元人民币。有数据显示，我国每年新增中风患者150万～180万人，其中75%的患者伴有偏瘫，25%～50%的患者日常生活只能部分自理或完全依赖他人。降低中风病病死率、致残率及再发率，减少并发症成了医学研究的一项重大课题。

中医将风、痨、臌、膈称作四大难症，诸多前贤从实践到理论多有发挥。在中风病的研究中，祖国医学从整体出发，强调病证与辨证论治结合，其理法方药贯穿一致，医论医说于继承基础上持续创新，近现代医家更是在中风病现代研究基础上进一步完善相关理论与治法，指导临床疗效显著。基于此，我们搜集整理了36位当代名老中医对于中风病治疗的独到见解和临床经验，并数易其稿，使这部《国家级名老中医用药特辑——中风诊治》问世。

本书采用理论与临床经验相结合的编写方式，对各位名老中医对于中风病的诊疗经验、辨证施治予以介绍，主要突出不同专家的临床用方用药特点，就病论方，以方议药，从药论病，以临床实用为原则，重点突出，着眼于名家临床经验推广，为广大脑病科医生和中风病患者提供必要的临床指导。

本书在编写过程中得到韩捷编审的指导和帮助，谨致谢忱。

编　者

2015年7月

目录

第一章 中风病

中风论治十法······张 琪 002
  1. 涤热醒神汤······006
  2. 疏风清热活血通络汤······008
  3. 清热养血疏风通络方······009

本虚标实病八法任斡旋······刘志明 012
  1. 苓桂术甘汤合栝楼薤白汤化裁······016
  2. 天麻钩藤饮加减······017

中风需辨阴阳虚，豨莶至阳至阴斟······任应秋 019
  1. 豨莶至阳汤······020
  2. 豨莶至阴汤······021

论中风病的证治······王法德 023
  1. 苓夏通络汤······027
  2. 补肾定眩汤······028

辨证治疗蛛网膜下腔出血······卢桂梅 029
  1. 清热祛痰汤······031
  2. 养阴熄风通络方······033

从瘀论治中风······张学文 035
  1. 清脑通络汤······038
  2. 通脉舒络汤······039
  3. 通窍活血利水方······041

中经络证别三候，中脏腑治分三期······李寿山 043
  镇肝熄风汤化裁方······047

中风病临床经验总结······李济春 049

补气活血汤		052
应用"寓补于消"理论治疗脑梗死	李 鲤	055
和中通络汤		057
中风病治疗经验谈	陆永昌	060
熄风外洗方		062
二期三证辨治中风病	张沛虬	064
1. 活血化瘀汤		065
2. 益气活血汤		066
解郁通障法治疗中风病	陈苏生	068
柴牡三角汤		069
从瘀热论治中风	周仲瑛	072
1. 凉血通瘀汤		075
2. 祛风涤痰通络汤		077
补肾化痰法治疗缺血性中风	郑绍周	079
复方仙灵脾汤		081
中风治疗经验	焦树德	083
1. 镇肝熄风复遂汤		087
2. 三化复遂汤		088
3. 活络复遂汤		089
4. 回阳固脱汤		089
详析病机辨要点，经方时用显效能	谢兆丰	091
1. 牵正散加味汤		092
2. 补阳还五汤加味汤		093
3. 增液承气汤加味汤		094
中风病的用药经验	路志正	096
1. 导痰汤合黄连温胆汤化裁		098
2. 仿地黄饮子化裁		099
活血化瘀疗中风，醒脑复智有侧重	颜德馨	101
1. 脑梗灵		104
2. 新加补阳还五汤		106

急当迅折风火，缓宜权衡补虚 ………………………… 何炎燊 108
  1. 加减防风通圣散方 ……………………………………… 111
  2. 加减地黄饮子方 ………………………………………… 112
  3. 代茶方 …………………………………………………… 114
旱田黄龙饮治疗复合性中风 ……………………… 蒋日兴 115
  旱田黄龙饮 ………………………………………………… 116
阴阳离乱风作祟桑钩温胆汤可平 ………………… 赵金铎 118
  桑钩温胆汤 ………………………………………………… 119
从虚实闭脱辨治中风 ……………………………… 王季儒 121
  1. 自拟通络活血汤 ………………………………………… 123
  2. 自拟通络益气汤 ………………………………………… 124
  3. 自拟镇肝益阴汤 ………………………………………… 125
  4. 自拟固脱保元汤 ………………………………………… 127

第二章　中风病先兆

自拟二丹饮治疗中风先兆 ………………………… 高濯风 130
  二丹饮 ……………………………………………………… 131
自拟验方治疗中风先兆 …………………………… 郭维一 132
  中风先兆基本方 …………………………………………… 134

第三章　中风病急性期

出血性中风病治疗经验 …………………………… 任继学 138
  1. 抵挡汤加味 ……………………………………………… 141
  2. 至宝丹、苏合香丸、真紫雪散、醒脑健神丹加味 …… 142
标本虚实辨治中风病 ……………………………… 周炳文 144
  1. 加减羚羊角汤 …………………………………………… 146
  2. 加味涤痰汤 ……………………………………………… 147
出血性中风病证治 ………………………………… 钟一棠 149
  平肝潜阳熄风汤 …………………………………………… 151

第一章 中风病

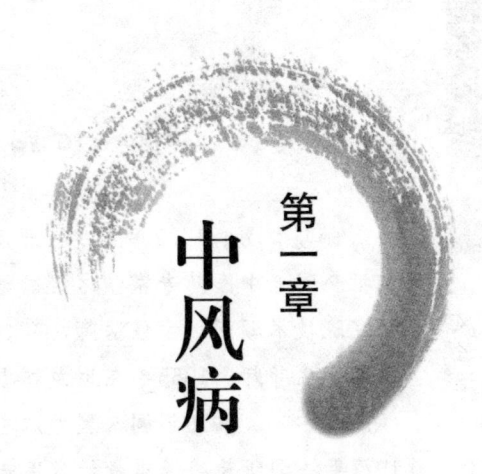

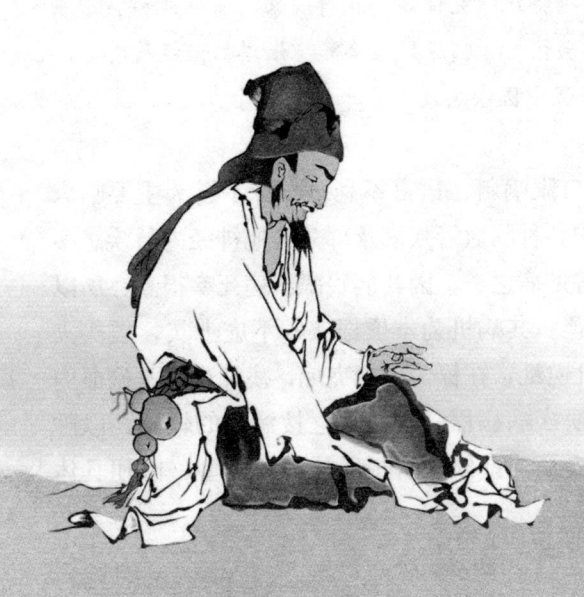

中风论治十法 张琪

张琪，男，1922年生，河北乐亭人。张琪教授自幼随祖父习医。为首批全国老中医药专家学术经验继承工作指导老师。现为黑龙江省中医研究院技术顾问、主任医师、研究员，兼任黑龙江中医药大学教授、博士研究生导师。1955年在黑龙江省中医进修学校任教，讲授《伤寒论》《温病学》。1956年调入黑龙江省祖国医药研究所任内科研究室主任，1977年任副所长。张琪教授从医六十余年，精于仲景学说，对金元四大家、明清各家学派及叶天士温病学术理论有高深造诣。临证擅治肾病及多种疑难重症，在肾病的治疗研究方面尤具特色。主持完成"中医药治疗劳淋的临床与实验研究"等多项临床研究课题，获得国家、省部级科技进步奖多项。代表著作有《脉学刍议》《临床经验集》《张琪临证经验荟要》等十余部，先后在国家、省级中医杂志发表学术论文八十余篇。

中风是以突然昏仆、口眼㖞斜、语言不利、半身不遂为主要临床表现的疾病。现代医学中的各种脑血管疾病及部分其他神经内科疾患多属此病范畴。中风是最为常见病之一，因其病残率、病死率很高，所以是当今医学研究的重大课题。其病机为本虚标实，下虚上实，虚实夹杂。在本为阴阳偏盛，气机逆乱；在标为风火夹煽，痰浊壅塞，瘀血内阻。辨治中风，一般先审明疾病病程分期，继之按病情的轻重，以脏腑经络分清证类；再详审疾病的证候，辨析所属证候分型，以便具体施治。

一、涤痰清热，通腑泻浊，祛痰开窍法

本法适用于中风中脏腑（多为脑出血），症见猝然昏倒，神志不清，半身不遂，口眼㖞斜，牙关紧闭，两拳握固，大便不通，面红溲

赤，烦热气粗，痰声拽锯，发热，血压偏高，舌绛干，苔黄腻，脉弦滑或弦数有力等，辨证属于痰热内阻、腑实不通、清窍闭塞之阳闭证，治宜涤痰清热，通腑泻浊，祛痰开窍，常用涤热醒神汤（自拟方）加味。常用药有半夏、胆南星、石菖蒲、黄芩、大黄等，四肢抽搐者加全蝎5g，蜈蚣1条。此外，开窍常配合安宫牛黄丸1丸，4~6小时1次鼻饲或灌肠。或配合针刺人中、十宣（放血），以助醒神开窍。

二、辛温开窍，豁痰醒神法

本法适用于中风入脏腑，症见神志不清，半身不遂，口眼㖞斜，痰声辘辘，静而不烦，四肢不温，面白唇紫，舌苔白腻，辨证属于寒痰郁结，扰于心神，窍络闭阻（阴闭），治宜辛温开窍，豁痰醒神，方用导痰方加味，常用药有半夏、陈皮、茯苓、石菖蒲、胆南星等。临证常配合苏合香丸，辛香、透达以助开窍之力，但用量宜大，每次可服2.5g重之药丸3~4丸，4~6小时1次，量少则药力不逮。但中病即止，以神清为限。据临床观察，阴闭用温开豁痰后，病人神志清醒，常出现舌红苔燥口干，手足由凉转热，由阴转阳，病有向愈转机，此时宜停服温药，防止伤阴。

三、益气阴，回阳救脱法

本法适用于中风、中脏腑，症见神志昏愦、半身不遂、四肢厥冷、手撒遗尿、大汗淋漓、呼吸微弱、脉细数等，辨证属气阴欲绝，阳气欲脱，此属阴阳离绝之证，诚为危候。治宜益气阴，回阳救脱，常用药如人参、麦冬、附子、五味子等，常用参附汤加减。

四、滋阴潜阳，平肝熄风法

本法适用于中风、中经络，症见半身不遂，舌强语涩，头痛，面赤，心烦不寐，手足心热，血压高，舌红绛，苔黄或白干，脉弦滑或弦数等。辨证属阴亏阳亢，心肝两经风火相煽。治宜滋阴潜阳，平肝熄风，常用药物有代赭石、珍珠母、生龙骨、牡蛎、牛膝等。方用潜阳平肝汤加减（自拟方）。便秘加大黄15g；热盛加生石膏50~100g；痰多加竹沥、胆南星、天竺黄各15g，心烦不寐加阿胶15g，鸡子黄1个（冲）。

高血压及高血压脑病，辨证属肝阳上亢者，此方亦效，临床中遇高血压脑病，血压急剧上升，临床表现头痛、眩晕、恶心、呕吐、视力模糊甚至失明、失语、四肢抽搐、下肢或侧肢瘫痪，视神经乳头水肿，以及视网膜出血、渗出物，辨证属肝阳暴张，心火亢盛，用潜阳平肝汤配合针刺内关、太冲等穴常收效满意。

五、化痰祛风，活血通窍法

本法适用于中风恢复期或后遗症期，症见舌强语謇，或舌强不语，口眼㖞斜，半身不遂，麻木不仁，眩晕，舌质暗红，苔白腻，脉弦滑等，辨证属于风痰阻窍，脉络瘀阻，治以化痰祛风，活血通窍，常用《医学心悟》解语汤加减，药物组成为白附子15g，石菖蒲15g，胆南星15g，远志15g，天麻15g，羌活10g，全蝎10g，木香7g，丹参20g，当归20g，赤芍15g，地龙15g，甘草10g。方以解语丹化痰祛风通窍，加当归、赤芍、地龙、丹参等活血通脉，使血活脉通，痰 窍利，中风自复。

六、清热养血，疏风通络法

本法适用于中风、中经络，症见半身不遂，口眼㖞斜，舌强语謇，头晕，手足麻木，或肢体拘急，关节酸痛，微恶风寒，苔白少津，脉象浮滑或弦滑等，辨证属血虚内热，风邪外中，治宜清热养血，疏风通络，常用大秦艽汤加减。

七、疏风清热，活血通络法

本法适用于中风，中经络（脑血栓形成），症见半身不遂，肢体酸软无力，头昏，口眼㖞斜，舌质紫暗，苔白少津，脉象滑而有力，或兼数等，辨证属风邪挟热入于经络，脉络瘀阻，治宜疏风清热，活血通络。方用疏风活血饮（自拟方），常用药物如钩藤、菊花、独活、全蝎等。此类型忌用补药，误补易使经络窒塞邪气不除，病必加重，辨证注意舌苔白干、质红，脉象弦而有力，或滑数等风热表现。

八、调气解郁，活血祛风法

本法适用于中风、中经络，症见半身不遂，口眼㖞斜，胸胁满闷，善太息，心烦易怒，恶寒，兼有痰喘气逆，舌苔薄白，脉象浮滑或弦滑等，辨证属于气机壅滞，外中风邪，经脉瘀阻，治以调气解郁，活血祛风，常用乌药、川芎、白芷、钩藤、菊花等药物，方用乌药顺气散加减。

九、滋阴助阳，化痰通络法

本法适用于中风恢复期或后遗症期，症见舌强语言不清（喑痱），肢体麻木无力，偏废不用，口舌㖞斜，饮水呛，口干痰多，舌淡，苔白腻，脉虚弦，尺沉弱等，辨证属于肾中阴阳两亏，虚阳夹痰上泛，宜补肝肾之阴为主，辅以助阳，以固本，开窍豁痰以治标，标本兼固，以治本为主，使水升火降，内风自熄。常用熟地、山茱萸、石斛、麦冬、巴戟天、枸杞子等，方用地黄饮子加减。

张景岳指出本症为"非风"，谓本病乃："阴亏于前，阳损于后，阴陷于下，而阳泛于上，以致阴阳相失，精气不交，所以忽然昏愦卒然仆倒……"故脑基底动脉硬化，供血不全及缺血性中风，出现之手颤、肢麻、舌硬、健忘、眩晕一系列虚风内动之证候，皆从补肾入手，而补肾又当兼顾肾中之阴阳，使其保持相对的平衡，不致偏胜则效。

十、益气活血，通经活络法

本法适用于中风恢复期及后遗症期，症见半身不遂，口眼㖞斜，口角流涎，语言不清，小便频数，全身无力，短气自汗，脉虚弦或缓弱，舌淡润等，辨证属于气虚血滞，经脉瘀阻，由于病机非风、痰、火，故不用祛风豁痰及清火之品，而以补气活血通络之剂治疗，方用补阳还五汤加减。常用此方治疗脑血栓形成后遗症，屡效，尤以肢体功能恢复较明显，虽血压高，但辨证不属肝阳上亢及风痰热者无碍。

附：秘验方介绍

1. 涤热醒神汤

【组成】半夏15g　胆南星15g　橘红15g　石菖蒲15g　郁金15g　黄芩15g　生地25g　麦冬20g　玄参20g　生大黄15~20g　芒硝15g　水蛭10g　三七10g

【功效】化痰清热、通腑泄浊、祛痰开窍。

【主治】中风中脏腑（多为脑出血），辨证属于痰热内阻，腑实不通，清窍闭塞之阳闭证的患者。症见神昏，肢体瘫痪，口眼㖞斜，面赤唇干，牙关紧闭，喉中痰鸣，呼吸音粗，双手紧握，大便秘结不通，小便赤涩，腹部拒按，发热不退。舌红苔黄燥，脉象滑数有力。

【用法】水煎服，每日1剂。

【加减】大便闭结不通加芒硝15g冲服，抽搐加全蝎5g，蜈蚣1条。

【方解】方中半夏、胆南星、橘红化痰，黄芩清热，石菖蒲、郁金开窍，生地、玄参、麦冬滋阴清热，大黄、芒硝通腑泄浊，三七、水蛭活血止血，全蝎、蜈蚣祛风止痉。诸药相伍，共奏化痰清热、通腑泄浊，祛痰开窍之效。

【点评】据临床观察，此病多见大便不通，甚至有七八日不大便者，神志昏迷不醒，全身蒸蒸发热，脉象弦滑有力，舌红绛苔黄燥，服此方后大便通利，下燥屎后，神志即伴随而醒。因之方内大黄一味，甚为重要，用量足方能取效，量小则大便不下，神志亦不能好转。

【验案】刘某，男，46岁。1970年4月14日初诊。

有高血压病史。于1周前突然昏迷跌倒，继则出现右侧上下肢瘫痪。经某医院诊断为脑内囊出血。病人意识不清，口眼向左㖞斜，牙关紧闭，右侧瞳孔散大，高热持续不退。血压22.7/13.3kPa，病理反射阳性。虽用多种抗生素，其热不退。1974年4月14日请中医会诊。病情如下：

病人昏不知人，右侧肢体瘫痪，口眼㖞斜，面颊赤，唇干，胸部烦热，牙关紧闭，喉中痰声拽锯，呼吸气粗，双手紧握，大便7日未行，遗尿，小便赤涩，腹部拒按，发热不退。舌红苔黄燥，脉象滑数有力。病属中腑，痰热内阻，腑实不通。以化痰清热，开窍通腑泻浊之剂。处方：半夏15g，橘红15g，麦冬20g，玄参20g，生地25g，黄连10g，黄芩15g，郁金15g，石菖蒲15g，大黄10g，菊花20g（后下），蒺藜20g，甘草10g。

4月17日二诊：服前方2剂，体温降至37.2℃，病人意识稍清，但仍处于半昏迷状态，可对话一两句，烦热之象大减，牙关已开，大便仍未行，小便已知。舌苔厚而干，脉弦滑有力。此痰热及内结之实热稍减，清窍见利，但大便未通，以前方增减，加芒硝以软坚通便。处方：大黄15g，芒硝15g（冲），橘红15g，枳实15g，郁金15g，黄连10g，黄芩15g，菊花15g（后下），玄参20g，生地20g，麦冬20g，蒺藜20g。

4月20日三诊：服药2剂，大便下行3次，量较多。坚硬成块，意识逐渐转清，已能对话，烦热已除。舌质鲜红，苔白干。体温36.4℃，喉部痰声已减，从证候可知腑实已通，痰热得清，清窍已开，继续以前法治之。处方：半夏15g，胆南星15g，橘红15g，茯苓15g，石菖蒲15g，郁金15g，玄参20g，甘草7.5g，黄连10g，黄芩15g，大黄7.5g，生地20g，麦冬20g。

4月27日四诊：服药3剂。舌强已明显好转，吞咽稍呛，右侧半身偏瘫。舌质红，苔已退，脉弦滑。宜清热养血活络。处方：秦艽15g，羌活10g，独活15g，防风10g，川芎15g，白芷15g，黄芩15g，生地20g，生石膏40g（碎），当归20g，白芍20g，苍术15g，茯苓15g。

5月3日五诊：服前方5剂，诸症悉减，尤以患侧肢体功能恢复明显，血压20/13.3kPa，舌、脉同前。继服前方。

5月15日六诊：服药6剂，肢体功能明显恢复，可扶杖下地走几十步，上肢稍能抬起，仍用上方加地龙15g。

5月27日七诊：服上方8剂，肢体功能明显恢复，以前方增减续服。

病人连续服前方20剂后，肢体功能已基本恢复，可以自己料理生活。

2. 疏风清热活血通络汤

【组成】钩藤15g 独活15g 菊花15g 黄芩15g 生石膏40g 赤芍20g 全蝎7.5g 红花15g 丹参20g 川芎15g

【功效】滋阴潜阳、平肝熄风。

【主治】中风，风热交织，邪入经络之证。症见半身不遂，肢体麻木，舌强语涩，舌苔白干、质红、脉象弦而有力或滑数。

【用法】水煎服，每日1剂。

【加减】风邪束表者加麻黄7.5g，兼里热可加生地20g。

【方解】方中独活、全蝎祛风；钩藤、菊花熄风；石膏、黄芩清热；赤芍、红花、丹参、川芎活血通络，合而为剂，以治风热交炽邪入经络之证。

【点评】丹参、川芎、红花、赤芍为活血化瘀之剂，治疗缺血性中风甚效。此类型忌用补药，误补易使经络窒塞邪气不除，病必加重。本方的应用指征为患有舌苔白干、质红、脉象弦而有力或滑数等风热表现。

【验案】张某，女，39岁。1976年7月11日初诊。

因其母在某县病重，闻讯之后，着急上火，急赴某县，旅途过劳回家中途，突然不能说话，经针灸治疗，约10小时后，始能言语。但舌强硬，说话吃力，右上下肢麻木，手不能持重物，艰于行走。血压14.63/9.31kPa。舌苔白厚稍干，脉象沉而有力。经几个医院诊为脑血管意外，后到我所诊治。观其脉症乃属里热蕴蓄，外为风邪所袭，风中于络之证，当以驱风清热、活血通络法治之。处方：白芷15g，独活10g，川芎15g，赤芍15g，生地20g，黄芩15g，生石膏40g（碎），麻黄7.5g，防风10g，甘草5g，菊花15g（后下），桔梗15g。

7月19日复诊：服药3剂，全身微微汗出，头痛、发热大减，舌强见柔，说话流利如平素，右半身麻木亦愈十之七八。舌苔白转润，脉象沉滑。此乃风撤热清之征，继用前方增减。处方：钩藤20g（后下），甘菊花15g（后下），生地20g，黄芩15g，生石膏40g（碎），薄荷10g，地龙15g，白芷15g，红花15g，赤芍20g，川芎10g，甘草7.5g。

随访此病人，服药6剂已痊愈。

3. 清热养血疏风通络方

【组成】秦艽15g 羌活20g 独活20g 防风10g 川芎15g 白芷15g 黄芩15g 生地40g 熟地40g 生石膏50g 当归20g 赤芍15g 苍术15g 甘草10g

【功效】清热养血、疏风通络。

【主治】治风中经络而兼内热的患者。症见半身瘫痪，项强，咽干口燥，自汗恶风，头痛，手心热，舌强语謇，舌红干，脉象弦滑有力。

【用法】水煎服，每日1剂。

【加减】便秘加大黄10g；痰多加竹沥、胆南星、天竺黄各15g；心烦不寐加阿胶15g，鸡子黄1个（冲）。

【方解】秦艽、防风、羌活、独活、白芷疏散风邪；当归、川芎、生地、熟地、赤芍养血和营，养血与疏风合用，体现了扶正祛邪的治疗原则。兼风热故用生地、石膏、黄芩以清热，苍术除湿。合而为剂，使邪祛、筋舒，邪祛正不伤，诸症自可向愈。

【点评】风邪挟热，血虚不能荣筋，故见肢体拘急，手足热，舌红苔白，脉弦滑兼数等。因属血虚挟热，故用四物汤补血和血，又用石膏、黄芩清热。补血与清热合之以治内，再加祛风之剂以治外，内外并治则风自除。

【验案】姜某，女，50岁。1973年9月6日初诊。

病人于本年6月间患脑出血，现遗右半身瘫痪，上下肢不能动，足仅能上翘，手指能微动，颈强，咽干口燥，自汗恶风，头痛，手心热，舌强语謇，舌红干，脉象弦滑有力。血压24/14.7kPa（180/110mmHg）。辨证为血虚不能营筋，邪热内蕴，外为风邪所中。治宜清热养血，疏风通络。处方为：秦艽15g，羌活、独活各10g，防风10g，川芎10g，白芷10g，黄芩15g，生地20g，熟地20g，生石膏50g（碎），当归20g，赤芍20g，葛根25g，生甘草7.5g，水煎，日两次服。

11月16日二诊：用前方10剂，患侧肢体功能有明显恢复，上肢可拿一般较轻物品，下肢能扶杖走路10~20步，颈已见柔，头痛减轻。血压20/12kPa（150/90mmHg）。仍口渴，自汗，恶风，舌红稍润，脉弦滑略见缓象。方取前意，酌为加减。处方为：羌活、独活各10g，桃红15g，葛根20g，桂枝15g，川芎15g，白芷15g，生石膏40g（碎），防风15g，生地、熟地各20g，赤芍20g，茯苓20g，甘草10g，水煎，日两次服。

12月10日三诊：服前方10剂，患侧肢体功能继续恢复，可在家人陪伴下来门诊就诊。舌转润，脉弦缓，血压20/13.3kPa（150/100mmHg）。此热清血和，风邪大除，仍以养血疏风之法。处方为：羌活、独活各10g，川芎15g，当归20g，生地、熟地各20g，赤芍15g，防风10g，白芷10g，川牛膝15g，秦艽15g，甘草10g，水煎，日两次服。

1974年1月5日四诊：服前方10剂，患肢已基本恢复正常，仅步履稍欠灵活，嘱其继服上方数剂，以善后。

（刘小燕　刘海艳　整理）

本虚标实病 八法任斡旋

刘志明

刘志明，男，1925年生，北京人，首批全国老中医药专家学术经验继承工作指导老师，曾任中国中医科学院资深研究员、中国中医研究院学术委员会委员和学位委员会委员；兼任北京中医药大学、中国中医研究院研究生部客座教授，中国中医药学会副会长，深圳市中医顾问；全国政协第六、第七、第八届委员。刘志明教授对外感热病、内伤杂症及老年疾病、疑难大症，敢于创新，灵活变通，师古而不泥古，疗效卓著。主要著作有《中医内科学简编》《刘志明医案》，并在各中医杂志发表多篇学术论文。

中风为本虚标实之证，可根据《黄帝内经》标本治则确定其治疗原则：阴阳虚甚者固其本，阴阳暴盛者治其标，阴阳偏盛偏衰者标本兼顾。运用这三条原则，将治本与治标的具体方法综合为固本、开脱、滋阴潜阳、养血熄风、补肾化痰、健脾化湿、益气通络、扶正祛风治疗中风八法。

一、气血亏竭，亟宜固脱

五脏精气竭绝，阴血大亏，元阳虚脱，阴阳势将离绝，卒发中风，即为脱证。突然昏仆，不省人事，目合口开，鼻鼾息微，手撒遗尿，脉细弱。此为正虚已极，病势最为凶险，亟宜固脱，为单独治本的一种急救方法。代表方剂如独参汤、参附汤，临床运用时，人参用量宜重；若参附同用，人参用量常倍于附子。

二、阴阳暴盛，透窍开闭

中风阴阳暴盛，多见闭证。然闭证有阴闭、阳闭之分，故开闭法亦有辛温、辛凉之别。

辛凉开闭：主治肝肾阴虚，风阳暴张，气血上逆、痰火壅塞之阳闭，以突然昏仆，不省人事，两手握固，牙关紧闭，面赤气粗，舌苔黄腻，脉弦滑而数为主证。若痰热偏甚者，急用清热祛痰，芳香开窍之安宫牛黄丸、至宝丹为佳；风动抽掣者，投以清热解毒、镇痉开窍之紫雪丹为宜。

辛温开窍：主治痰壅气闭，阳气不运，阴气暴盛之阴闭，以静而不烦，面白唇紫，痰涎壅盛，四肢不温，苔白滑腻，脉象沉滑为主证。急用苏合香丸辛温透窍。

开闭属单独治标的一种急救法，应中病即止，一旦神清，便当他图。

三、阴虚阳盛，滋阴潜镇

精血衰耗，以致肝肾阴虚，不能制阳，轻者仅为肝阳上亢，肝风上扰，或夹痰为患，临证多见中经络证候，兼见头晕、头痛、目蒙耳鸣，或少寐多梦、脉细弦、舌偏红等虚实夹杂证，法当滋养肝肾以治本，潜阳镇熄以治标，本虚标实兼顾，共奏滋阴潜镇之功。历代滋阴潜镇方剂颇多，但临证常选用天麻钩藤饮加减，如酌加菊花、珍珠母或牡蛎、龟板与地龙等潜镇通络之品，以及豁痰开窍之石菖蒲、远志，清火化痰之竹沥、竹茹、天竺黄、川贝等药物。若肝火炽盛，加龙胆草配合方中黄芩、山栀子，以增强清泻肝火之力；又因阳亢风动最多挟痰，故滋阴之品用何首乌、桑葚、白芍等药，取其滋而不腻也。

肝肾阴虚不能制阳，甚则肝阳暴动，内风鸱张，气血上逆，壅火壅塞，而发为阳闭。如属中腑，可以清热泻火、开窍安神之万氏牛黄清心丸配合滋阴潜镇法，但需以潜镇为主，稍佐滋阴；若为中脏之阳闭，除急用辛凉开闭之外，多以此法重用潜镇，总以治标为先。

四、虚风内动，养血熄风

心主血，肝藏血，心血亏耗可导致肝血不足，而引起肝阳上亢，肝风内动；又因血虚液耗，阴不涵阳，易致心火挟厥阴相火升腾炎上。故心营亏耗多易引起风阳内动，肝火上炎而患中风，临床兼见心悸头晕，虚烦少寐，脉细数或细弦，舌尖红苔干。治宜养血熄风，亦属标本兼顾之法。滋养心营可选复脉汤、生脉散等方，其中人参宜改太子参为宜；姜、桂性温易伤阴助火，故当去之；更加当归、白芍、何首乌等药以增强养血和营之功；酸枣仁、柏子仁、茯神养心安神；还须配合天麻、钩藤、石决明、珍珠母等平肝潜镇之品；若痰热盛，又可益以豁痰开窍、清火化痰的药物。

五、肾虚痰壅，补肾化痰

肾元亏虚，肾阴衰竭于下，虚阳浮越于上，痰浊随之上泛，堵塞窍道，轻者仅见语声不出、肢体偏废；甚则将成暴脱之中风危重证，兼见四肢逆冷，汗出痰壅，面赤如妆，脉浮大无力或沉细。法当补肾化痰，以固本为主，稍佐治标，代表方剂如地黄饮子，既可温补下元，摄纳浮阳，以防虚脱，又能开窍化痰，交通心肾，标本兼顾。临证兼见气虚者，增党参、黄芪；偏肾阳虚而见腰膝冷感者，加重附、桂之用量，或酌增淫羊藿、仙茅等药；偏肾阴虚兼见痰热盛者，当去温燥之附、桂，更加清化痰热之品。但若气火上升，肝阳偏亢而卒然中风者，本法不宜使用。

六、脾虚湿盛，健脾化湿

脾气虚弱，中土阳气不运，不能制阴，则阴盛而湿聚痰生，轻者仅为痰湿阻滞经络，而呈中经络症状，兼见体丰面白、头目昏涨、困倦懈怠、纳呆脘痞、脉滑苔腻等症，当以健脾气治本，化湿痰治标。常用苓桂术甘汤偏重治本，二陈汤、导痰汤偏重治标，而十味温胆汤为标本并重之剂；甚者阴气暴盛，痰涎闭塞窍隧，而发为阴闭者，可于辛温开窍之后，继用导痰汤加味祛痰开窍。

七、气虚瘀阻，益气通瘀

因劳倦过度，久病失养，高年体虚，则多见气虚而致血瘀，临床表现为偏枯伴神疲乏力，少气懒言，语声低微，或自汗心悸，饮食不振，舌淡苔少，脉虚无力，属中经络证候，可见于发病初期，也多见于中风后遗症。治以益气通瘀法，益气即补中益气，为治本；通瘀为活血通络，属治标。代表方剂为王清任补阳还五汤。其中黄芪用量宜重，俾气足而血行通畅，配以归尾、赤芍、川芎、桃仁、红花活血祛瘀，地龙通经络，共奏补气活血、祛瘀通络之功。关于本方的应用，张锡纯曰："然王氏书中，未言脉象何如。若遇脉之虚而无力者，用其方原可见效。若其脉象实而有力，其人脑中多患充血，而复用黄芪之温而升补者，以助其血愈上行，必至凶危立见"，诚经验之谈。临床若见阴虚阳亢、风火上扰之中风，使用本方切宜慎重。必待阳亢风动已平，症情稳定，确具气虚血瘀证候，方可使用，此时应与滋养肝肾、潜阳熄风之剂配伍，以防其肝阳复亢。

八、正虚风中，扶正祛风

中风发病，外风为诱因之一，且每多挟寒、挟湿为患。对于外风诱发的中风，既要扶助正气，使正气复则外邪易除，同时，又必须祛除外邪，使邪去则正气易复，此即扶正与祛风并举，本虚与标实兼顾之法。但因人的体质有偏于阳虚与阴虚的差异，故外邪客犯之后，证候有寒化、热化之不同，选方用药显然有别，大秦艽汤调理气血，偏于祛风清热；小续命汤扶正助阳，偏于法风散寒，临床不可不辨。

附：秘验方介绍

1. 苓桂术甘汤合栝楼薤白汤化裁

【组成】茯苓12g　白术9g　桂枝3g　甘草3g　栝楼12g　薤白9g　太子参12g　生黄芪12g　薏苡仁24g　防风9g

【功效】健脾化痰、开胸散结。

【主治】适用于中风病痰湿闭阻经络证，症见半身不遂或肢体麻木，手足活动不灵便，语言不利，舌体强，胸闷气短，时有心悸，口干不饮，大便溏软，舌质淡，胖大，苔薄白，脉濡细滑。

【用法】水煎服，每日1剂。连服1个月。

【加减】若兼见症明显，可随症加减。

【方解】方中茯苓为君药，健脾并渗利水湿；臣以桂枝温阳化气，配合茯苓以温化水饮；佐以白术、太子参、生黄芪、薏苡仁补益脾气，且助茯苓运化水湿；栝楼、薤白宽胸散结，以开胸阳，点睛之笔在于方中应用防风一味，"风能胜湿"，将中医理论发挥得淋漓尽致；以炙甘草调和诸药，配合桂枝以甘温补阳。共奏健脾渗湿、温化痰饮之功。

【点评】本方是经方苓桂术甘汤与栝楼薤白汤的合方，前者温化痰饮、健脾利湿，后者通阳散结、行气祛痰，经过加减，更能适合中风病证属痰湿闭阻经络者。

【验案】赵某，女，53岁。1980年12月18日初诊。

患者有风湿性心脏病史，因脑血栓而致右半身不遂，现感右侧头面部及肢体麻木，手足活动不灵便，手指有如戴皮手套，下肢从足趾麻至膝盖，语言不利，舌体强，晨起面部水肿，胸闷气短，有时心慌，口干不饮，大便溏软，脉濡细滑，苔薄白。诊为脾阳不振，痰湿阻滞之中风。治以健脾温化痰饮，佐开胸散结，方用苓桂术甘汤合栝楼薤白汤化裁：茯苓12g，白术9g，桂枝3g，甘草3g，栝楼12g，薤白9g，太子参12g，生黄芪12g，薏苡仁24g，防风9g。

服7剂后，面部水肿除，肢体麻感著减，语言较前流利，稍觉灵活。嗣后以此方出入，服药两月余，右侧头面肢体麻木感完全消失，手足活动正常。

2．天麻钩藤饮加减

【组成】钩藤9g　菊花9g　珍珠母（先煎）24g　牛膝12g　远志6g　石菖蒲6g　石决明（先煎）24g　黄芩9g　茯苓9g　桑寄生12g　何首乌15g

【功效】平肝熄风、清热活血、补益肝肾。

【主治】治疗肝阳偏亢，肝风上扰的有效方剂。症状主要以头痛头胀，耳鸣目眩，少寐多梦；或半身不遂，口眼㖞斜，舌红，脉弦数证治要点；常用于高血压病属肝阳上亢者。

【用法】水煎服，每日1剂。

【加减】一般坚持服用全方，若兼见症明显，可作加减。

【方解】方中钩藤、石决明、珍珠母均有平肝熄风之效，用以为君。菊花、黄芩清热泻火，使肝经不致偏亢，是为臣药。牛膝引血下行，配合何首乌、桑寄生能补益肝肾，茯苓安神定志，石菖蒲、远志交通心肾，俱为佐使药。

【点评】本方以天麻钩藤饮为方底，易天麻为珍珠母，旨在进一步加强平肝之效，另方加入石菖蒲、远志对药，远志通于肾、交于心，石菖蒲开窍、启闭、宁神，二药伍用，通心窍、交心肾，宁神之力增强。

【验案】李某，女，65岁。

1981年8月12日下午5时许，突然跪倒不能站立，觉左侧肢体不灵便，语言不利，伴有头晕、恶心。当晚送某某医院急诊，欲行腰穿被患者拒绝，于翌日请刘老师诊治。自述头昏耳鸣，左手不能举，左脚不能行，舌与鼻唇沟稍左歪，流涎，吞咽困难，甚则呛咳，语言謇涩，恶心，汗出较多，脉弦滑，苔薄黄。血压22.7/13.3kPa（170/100mmHg）。诊为中风，属肝肾阴亏，阳亢风动，挟痰痹阻经络。拟滋阴潜镇，重平肝通络，豁痰开窍。方用天麻钩藤饮加减，合牛黄清心丸。处方：钩藤9g，菊花9g，珍珠母（先煎）24g，石菖蒲6g，桑寄生12g，远志6g，半夏9g，黄芩9g，茯苓9g，石决明（先煎）24g，牛膝12g，何首乌15g。

另：牛黄清心丸5粒，每日1粒。

服5剂后，即能行走两三步，左上肢亦能抬举平肩，言语较前流利，喝水已不呛咳，血压20/13.3kPa（150/100mmHg），余均减。

二诊桑寄生改为15g，增太子参12g，停用牛黄清心丸。此后即以上方随证化裁，服药30余剂，口眼㖞斜完全恢复，左侧肢体活动自如、语言清晰，能料理较轻家务。

(吕志国　任吉祥　整理)

中风需辨阴阳虚，稀签至阳至阴斟 —— 任应秋

任应秋（1914—1984），男，四川江津人，17岁毕业于江津县国医专修馆，原北京中医学院名中医五老之一。曾任江津县医务工作者协会副主任，江津县第一届人民代表大会代表，重庆市中医进修学校教务主任和市中医学会秘书长，重庆市人大代表、北京中医学院中医系主任等职。不仅中医理论造诣精深，而且医术精湛，临床治病既善用经方、时方，又灵活变通，并创立新方，兼取众家临床经验之长。著作有《任氏传染病学》《仲景脉法学案》《中医各科精华一集·内科学》《中医各科精华二集·内科治疗学》《伤寒论语译》《金匮要略语译》《中医各家学说》《运气学说》《阴阳五行》《任应秋论医集》等。

自《金匮要略》提出"邪在于络，肌肤不仁；邪在于经，即重不胜；邪入于腑，即不识人；邪入于脏，舌即难言，口吐涎"以后，所有对于中风的论述，无不以中经、中络、中腑、中脏来辨证。至于致病之因究属阴、阳、虚、实，则很少有所论及。

大秦艽汤、排风汤、八风汤、续命汤诸方，统为治中风之方，亦不辨其性味合适与否。谈到病机，河间认为是火，东垣认为是气虚，丹溪认为是湿热生痰，所用方都离不开小续命汤的范围。对于阴、阳、虚、实之论，到了叶天士才讲究阴虚之治，一洗以前惯用辛燥诸方的偏向。但对于阳虚一层，还是考究不够，张仲景《金匮要略·中风历节病篇》中，仅有65、66、67、68四条探讨中风的脉证，其中主要的仅有66、68两条。66条提出"寸口脉浮而紧，紧则为寒，浮则为虚"。并说到歪僻不遂、肌肤不仁、舌即难言、口吐涎、不识人等症状，应属于阳虚的寒证；68条提出"寸口脉迟而缓，迟则为寒，缓则为虚，营缓则为亡血，卫缓则为中风"。并说到"邪气中经，则身痒而瘾疹，心气不足，邪气入中而短气"等，应属于阴虚挟热证。前人所称邪盛为真中

风,其所指之证,多属66条的阳虚挟寒证,其所称正虚为类中风,所指之证,当属于68条的阴虚生燥。

阴虚与阳虚实为中风两大关键。在识别阴虚和阳虚的两大证中,尤当分辨阳虚证有阴盛,有阴不盛的;阳虚证中有阳盛,有阳不盛的。阴盛者,症见寒冷,应治以重热,阴不盛者,症见寒燥,应治以温润;阳盛者,症见燥热,应治以凉润,阳不盛者,症见虚燥,亦应治以温润。一般治疗阳虚,药取其气,气重在辛;治疗阴虚,药取其味,味重在酸。而总须重佐以活血。因为阳虚必凝,不活血无以拨其机;阴虚血必滞,不活血无以通经气,这是中风病的最吃紧处。

附:秘验方介绍

1. 豨莶至阳汤

【组成】制豨莶草50g 黄芪15g 川附片10g 天南星10g 白附子10g 川芎5g 红花5g 细辛1.5g 防风10g 牛膝10g 僵蚕5g 苏木10g

【功效】扶阳熄风、活血通络。

【主治】中风(阳虚证),多见突然口眼㖞斜,皮肤麻木,言语不利,口角流涎,半身不遂,甚至卒然昏仆,不省人事,目合口张,汗出肢凉,呼吸微弱。

【用法】水煎服,每日1剂,日服两次。

【加减】清窍闭塞(牙关紧急),先用辛温开窍法。以细辛3g,煎汤化开苏合香丸3g。灌服,3小时内灌两次,待清醒并有饥饿感时,再进本方。

【方解】方以制豨莶合芪附汤扶先后天之阳气为主;再以细辛领天南星、白附子、防风、僵蚕行气分以熄风;川芎引红花、苏木、牛膝行血分以熄风,则三阴三阳诸经气调血畅,从根本上改变了中风的病变。故而用之多效。

【点评】中风之治，当辨阴阳虚实，阴虚虽然多见，阳虚证也不容忽视，本方治疗中风阳虚证堪称独树一帜，医理精深，组方精妙，值得细细品味。有关中风治疗的禁忌，历代医家多慎用燥热之品，如刘河间指出："慎勿用大热药乌附之类，故阳剂刚胜，积火燎原，天癸竭而营卫涸，是以中风有此诫。"临证辨证仔细尤为重要。

【验案】患者，男，56岁。

1975年11月9日初诊。先患头晕，继突然昏厥，不省人事，牙关紧闭，面白唇暗，口角流涎，左半身瘫痪，四肢不温，口眼㖞斜。曾在县医院救治，牙关松动，仍呈半昏迷状态，两侧瞳孔大小不等，对光反射减弱，诊断为"脑出血"（内囊出血）。邀任老会诊，诊其脉浮细而弦，舌淡苔薄。阳虚诸证颇著而又偏于左半身，遂诊断为元阳虚损，盛阴闭塞清窍。先处以辛温开窍法，用细辛5g，煎汤化开苏合香丸5g，灌服，3小时内灌服两次，下午3时左右，逐渐清醒，并有饥饿感。继用豨莶至阳汤加重川附片为15g，红花为10g。连续进本方11剂。约两周左右，基本恢复正常，唯行动时左侧尚有沉重感。

2. 豨莶至阴汤

【组成】制豨莶草50g　干地黄15g　盐知母20g　当归15g　枸杞子15g　炒赤芍29g　龟板10g　牛膝10g　甘菊花15g　郁金15g　丹参15g　黄柏5g

【功效】滋阴降火、活血通络。

【主治】中风（阴虚证），多见头晕耳鸣、目眩少寐、突然发生舌强言謇、口眼㖞斜、半身不遂、两手握固、肢体强直、时或抽搐、面赤身热、烦躁不宁，甚则也呈突然昏迷状态、言语失利，尿闭，便秘等。

【用法】水煎服，每日1剂，日服两次。

【加减】可随证加减。

【方解】本方是用豨莶草合大补阴丸以滋养肾脏亏损的阴精为

主；并以当归、枸杞、牛膝温养阴经外泄之气；赤芍、郁金、丹参、甘菊花以活血平肝；庶几阴精复，阳气固，火以宁，风以熄矣。故用之多效。

【点评】 此方为中风阴虚证而设。中风治疗必须抓主要矛盾，"肝阳偏亢，内风时起，用滋阴熄风，濡养营络，补阴潜阳"，"阴阳并损，温柔濡润通补"（《临证指南医案》），"气虚血瘀，补气活血化瘀"（《医林改错》），"闭着宜开，脱着宜固，气火上升，宜于抑降，肝阳之扰，宜于清泄，痰壅之塞，宜于涤化，阴液之耗，宜于滋填"（《中风诠斠》），这些治疗原则，至今仍有指导作用。

【验案】 患者，男，50岁。1973年2月4日就诊。

20天前，睡醒后，翻动即觉手足不灵活，勉强从右侧翻过，再想左翻，不可。旋即口眼㖞斜，说话困难，发音不清，手足左边正常，右半身呈弛缓性瘫痪，经铁路医院诊断为"脑血栓形成"，住院半月，疗效不显。嘱其服中药治疗。诊其脉弦细而数，舌质红，苔薄少津，胸闷心烦，咽干思饮，小便色深，诊断为阴虚阳亢，内风暗动，经脉血滞之候。方用豨莶至阴汤，减当归为5g，去黄柏，加连翘、栀子、天花粉各15g。服3剂，烦热退，语言清，口眼㖞斜也有所改善，是心经之热已退，而经脉中所滞之血热尚未清彻也。复于方中去连翘、栀子，加橘络10g，广地龙5g。连进7剂，瘫痪痊愈，唯舌质尚红，脉仍弦细，阴虚尚待继续滋养。改用六味地黄丸，继服10剂，完全康复。

（吕志国　整理）

论中风病的证治　王法德

王法德，男，生于1948年，山东昌邑人，1968年毕业于山东省中医药学校，全国第三批全国老中医药专家学术经验继承工作指导老师。现为中风科学科带头人，潍坊市专业技术拔尖人才，潍坊名医，山东省名老中医药专家，曾任山东省中医药学会脑病专业委员会主任委员，山东省中医肾病专业委员会副主任委员，潍坊市中医药学会副会长，潍坊市中风病专业委员会主任委员，潍坊市肾病专业委员会副主任委员，潍坊市高血压病专业委员会副主任委员，潍坊市神经内科专业委员会委员。临床以治疗中风病、糖尿病、肾脏病为主，尤擅长治疗中风病。先后在国家级、省级等专业刊物上发表论文28篇，获得国家专利1项，参加编写医学著作5部，主持和参与科研课题9项，其中获山东省医学科技进步二等奖1项、三等奖1项，获潍坊市科技进步二等奖1项、三等奖3项。1995年被评为山东省卫生系统先进工作者，1998年被评为山东省劳模，连年被评为本单位先进工作者。

中风是在气血内虚的基础上，在劳倦内伤、忧思恼怒、嗜食厚味、烟酒等诱因作用下，进而引起脏腑阴阳失调，气血逆乱，直冲犯脑，形成脑脉痹阻或血溢脑脉之外，临床上以突然昏仆、半身不遂、口眼㖞斜、言语謇涩或失语、偏身麻木为主症，并且具有起病急、变化快的一种常见病。按病性分为出血性中风和缺血性中风。中风病位在脑，病变涉及肝、肾、心、脾、胃等多个脏腑。病机为本虚标实。本虚者为气虚、阴虚或阳虚，标实为风、火、痰、瘀、腑实。急性期病势急，急则治其标，以祛邪为先；恢复期病势缓，缓则治其本，以扶正为要。

一、急性期以祛邪为先

中风急性期病因病机错综复杂，各种矛盾同时存在，如出血性中风病机中，内风、邪热、痰浊、腑实等标实突出。因而，中风急性期以风火上扰和痰热腑实两型最为常见。

（一）风火上扰型

除中风主要症状外，还伴有头痛眩晕，舌质红、苔白或黄，脉弦。其次可出现面红目赤、口苦咽干、心烦易怒、尿赤便干等，血压常增高。治法以清热平肝、熄风活血为主，方用天麻钩藤饮加减。药用：天麻、钩藤、黄芩、石决明、牛膝、栀子、夏枯草、大黄、丹参、甘草。

（二）痰热腑实型

除中风主要症状外，还伴有眩晕、便秘、喉中痰鸣，舌苔黄腻，脉弦滑。血压可升高，也可正常。治法以清热化痰、通腑熄风为主，方用涤痰汤合桃红四物汤加减，药用：清半夏、茯苓、陈皮、胆南星、竹茹、红花、桃仁、当归、丹参、赤芍、大黄、甘草。临床上以痰热腑实型多见，因此，清热熄风、化痰通腑是中风急性期的主要治法。

二、昏迷者开窍通腑并举

不论脑出血还是脑缺血，均可出现脑水肿而致颅内压升高，轻者头痛、烦躁、恶心呕吐，重者神志恍惚或昏迷。凡神志不清者，中医辨证为中脏腑，是病情严重的表现。应采取中西医结合治疗，及时有效地控制颅内压和高血压，积极防治上消化道出血、肺部感染等并发症。中医治疗应开窍和通腑并举。据报道，开窍和通腑有减轻脑水肿、降低颅内压、促醒作用。开窍有凉开和温开之别，然临床以凉开最常用，可先用安宫牛黄丸1粒，加大黄末1~2g，灌服或鼻饲，可反复使用，继用羚角钩藤汤加减鼻饲。开窍药中，麝香开窍之力虽大，但性味辛温，有耗伤阴津之嫌；冰片虽性寒凉，但开窍之力较弱，唯牛黄味苦甘而性凉，既能清心开窍又能化瘀熄风，故用之最为适宜。通腑之法有数种，可用生大黄15g（后入），芒硝12g（冲），水煎服；亦可用生大黄末装胶囊，每日0.6~1g，分2~3次冲服；还可用番泻叶6~10g，开水浸泡25分钟后服用，每日1~2次。不管使用何法，须使大便每日1~2次。大便不干者亦当用通腑法。

中风是因肝阳化风，气血并走于上，上冲于脑，蒙蔽清窍所致。通腑之法可迅速荡涤肠胃之炽热，使上逆之气血得从下行，使邪有出路；可直折肝气之暴逆，使上壅之风痰随气而化，随火而降，热结痰火衰其大半；使脾胃气机升降复常，气血得以正常敷布，血脉畅达；急下存阴，以防竭脱，有釜底抽薪之效。此外，通腑攻下还可减轻腹压和稳定血压，使升高的颅内压和脑水肿得以纠正，对改善脑细胞缺氧十分有利。但临床上若用生大黄水煎服，由于后入的火候难以掌握，往往达不到预期的目的；若用番泻叶，虽然泻下作用确实，但无化瘀、泻热作用。因此，以生大黄末内服，既有通便、泻热、化瘀、止血等作用又便于服用，易于掌握剂量。

三、恢复期、后遗症期扶正为主

恢复期、后遗症期以气虚、阴虚常见，缓则治本，以扶正为主。临床所见，常分气虚血瘀和阴虚血瘀两型。

（一）气虚血瘀型

主要表现为肢体软弱，手足肿胀，舌质淡暗有齿痕、舌苔薄白，脉沉细无力。血压不高或血压控制在正常范围。治以补气化瘀、通络熄风，方用补阳还五汤加减。药用：黄芪（需重用）、红花、桃仁、当归、地龙、赤芍、水蛭、丹参、鸡血藤、蜈蚣等。

（二）阴虚血瘀型

主要表现为肢体拘急，口干便秘，眩晕，体瘦，舌红绛、少苔或无苔，脉弦细，血压偏高，常见于用脱水剂而伴营养不良者。治宜养血活血、熄风通络，方用增液汤合桃红四物汤加减。药用：生地黄、玄参、麦冬、鸡血藤、丹参、桃仁、当归、白芍、地龙、大黄等。部分患者虽进入恢复期，仍然舌苔黄腻，大便干，脉弦滑，属痰热腑实，故仍按清热化痰、活血通络法治疗，继服涤痰汤合桃红四物汤加减。同时要注意治养结合，加强生活、起居、饮食、心身等调养。

四、活血化瘀贯穿始终

中风的发病与瘀血有密切关系。《内经》曾有"血菀于上，使人薄厥""血之与气并走于上，则为大厥"的记载。缺血性中风是由于脑动脉硬化和血栓形成，脑血管变窄或闭塞，导致局部脑组织缺血坏死。出血性中风是脑血管破裂出血所致，离经之血是瘀血。两者均有瘀血因素。中医早就有"见血休止血，首当祛瘀"的论述，活血化瘀可改善脑组织血液微循环，促进血肿吸收和侧支循环的建立，以利于功能恢复。因此，不论是缺血性中风还是出血性中风，不论是中风急性期还是恢复期、后遗症期，均可在辨证论治的基础上运用活血化瘀法。常用的活血化瘀药有：水蛭、当归、赤芍、丹参、桃仁、红花、鸡血藤、三七等。急性期多与化痰、熄风、清肝、通腑等法同用，恢复期多与补气、养阴、通络等法并施。

附：秘验方介绍

1. 苓夏通络汤

【组成】茯苓20g　法半夏12g　白术10g　陈皮10g　胆南星10g　枳实10g　竹茹10g　丹参20g　牛膝20g　黄芩10g　蝉蜕10g　地龙10g　甘草6g

【功效】祛痰化瘀。

【主治】中风病痰瘀互结，阻闭脉络的患者。缺血性中风及出血性中风，不论是中风急性期还是恢复期、后遗症期均可适用。

【用法】水煎服，每日1剂。

【加减】若言謇语涩，加郁金10g，石菖蒲10g，远志10g以祛痰利窍；口眼㖞斜，加僵蚕10g，白附子10g以熄风祛瘀；若乏力懒言，可加黄芪30g，党参10g以益气助阳；大便秘结者，可加火麻仁10g，郁李仁10g，肉苁蓉10g以润肠通便。

【方解】方中用法半夏燥湿化痰；茯苓、白术，健脾祛湿，能治生痰之源；陈皮，辛苦温，理气化痰，俾气顺则痰消；枳实辛苦微寒，降气消痰，陈皮与枳实相配，一温一凉，以增强理气化痰之力；胆南星、竹茹增半夏燥湿化痰之功；丹参、牛膝、活血祛瘀；黄芩清热燥湿，使热清、湿祛、痰消；蝉蜕、地龙通经活络，力专善走，周行全身，以行药力；甘草调和诸药。

【点评】中风病患者，多因嗜酒肥甘，脾失健运，聚湿生痰；或七情内动，六气外侵，热化灼津成痰；痰瘀胶结，黏滞不去，或滞于脉中而致局部血滞为瘀；或聚于脉外而致气血运行障碍为瘀。痰瘀同病，可兼气血俱亏，亦可有热象内生。痰瘀互结，互相影响，应共同治之，才可根除。王氏通过多年的临床实践证明，本方有较好的祛痰化瘀的功效，为治中风之妙方。

2. 补肾定眩汤

【组成】 熟地黄15g　山茱萸10g　枸杞子10g　杜仲15g　天麻10g　钩藤10g　石决明10g　川牛膝10g　菊花15g　丹参20g　葛根15g　当归20g　川芎15g　甘草6g

【功效】 滋补肝肾、平肝熄风、化瘀通络。

【主治】 适用于中风先兆肝肾阴虚、肝风上扰、血脉瘀滞的患者。症见头痛头晕，耳鸣目眩，手足麻木，肌肤不仁，舌黯，脉弦滑。

【用法】 水煎服，每日1剂

【加减】 一般不作加减，坚持服用全方。

【方解】 熟地黄、山茱萸、枸杞子、杜仲滋补肝肾；天麻、钩藤平肝熄风；石决明咸寒质重，功能平肝潜阳，与天麻、钩藤合用，加强平肝熄风之力；川牛膝引血下行，并能活血利水，有利于平肝熄风；菊花清肝明目，平抑肝阳，可用于治疗眼目昏花、眩晕；葛根平肝降压，通过改善脑缺血状态，防治脑梗死、偏瘫、血管性痴呆等脑血管疾病；当归活血通络而不伤血；丹参、川芎协同当归活血祛瘀；甘草调和诸药。

【点评】 中风是可以预防的。因本病的发病率高、致残率高，更体现出"防胜于治"的重要性。通过王老师多年的临床实践证明，本方治疗中风先兆，疗效显著。

（冯菲菲　整理）

辨证治疗蛛网膜下腔出血

卢桂梅

卢桂梅，女，广东人，第四批全国老中医药专家学术经验继承工作指导老师。全国中医脑病专业委员会常委，广东省中医药学会内科、脑病专业委员会副主任委员。尤其擅长治疗脑血管病和神经内科疾病，如中风、眩晕、偏头痛、高血压、脑动脉硬化、老年性痴呆、癫痫、面瘫、帕金森病、多发性神经炎等，对冠心病、消化道疾病也有丰富的治疗经验。在治疗脑性眩晕方面，提出"风、痰、虚"三者为其根本病因，治疗上主张以祛痰熄风为法，并根据近四十年的临床经验，自创方剂"益脑止晕汤"，临床上取得显著疗效。

蛛网膜下腔出血是指脑底部或脑表面的血管破裂，血液直接进入蛛网膜下腔而言，以急骤用力或激动为发病诱因。以突然发生剧烈头痛，迅即出现项强，恶心呕吐，甚则谵妄、惊厥、昏迷为主要表现，部分病人因动脉瘤或血块压迫而出现眼球运动神经的麻痹或视神经损害，偶尔也可有双侧肢体的瘫痪、有明显的脑膜刺激征，脑脊液压力高，呈均匀血性，临床并不少见，病死率也较高，它与脑出血一样，可归属于祖国医学的中风病范畴。

一、病因病理

蛛网膜下腔出血的病因往往是素有气血亏虚，心、肝、肾诸脏之阴阳失调，这乃是发病的内因，当饱食劳倦、饮酒或房室过度、七情内伤的情况下，亦容易诱发本病。由于心主血脉，循行全身，内养五脏六腑，外泽皮毛，如果阴血不足，风邪乘虚入中，阻塞经络，血气瘀滞，则清阳不升，浊阴不降，头痛乃生，如果五志过极，心阳暴盛，加之肝失调达，日久郁而化火，逆行则头痛昏谵，不省人事；如果肾阴不足，水不涵木，则导致肝阳上亢而见头痛眩晕。脾为"后天之本"主运化，主四肢，如果饮食不节，脾失健运，聚湿生痰，痰郁化热，痰热上扰，阻遏清阳，闭阻经络则头痛、颈强或肢体偏瘫；痰热犯胃，胃失和降，则恶心呕吐，轻者邪在经络，仅见头痛、颈强、恶心呕吐、偏瘫，重者邪入脏腑，则谵妄惊厥，甚至昏迷不省人事，危及生命。风、痰、热、瘀乃为标实之证，气血亏虚乃本虚之证，本虚标实，上盛下虚，乃本病辨证之要点。

二、辨证分型

根据本病常见症状及发病机制，大致可分为如下几个类型：

（一）中经络

1. 痰浊型　头痛而重坠，项强，呕吐痰涎，胸脘满闷，舌淡红，苔白腻，脉弦滑。

2. 肝阳上亢型　头痛而昏眩，项强，面红目赤，口苦便秘，小便黄，舌红，苔微黄，脉弦数有力。

3. 肝肾阴虚型　头脑空痛，项强，目眩，腰膝酸痛，舌红无苔，脉弦细无力或细数。

4. 血瘀型　头痛如针刺，项强，舌质紫暗，或有瘀斑，脉细涩。

（二）中脏腑

1. 肝阳暴亢　突然昏倒，不省人事或谵语，烦躁，面赤气粗，颈硬，牙关紧闭，舌红绛，苔微黄，脉弦数。

2. 痰迷心窍　突然昏倒，不省人事，项强，鼻鼾痰鸣，呕吐痰涎，舌红，苔白腻，脉滑微弦。

三、治疗方法

临床上的病例在症状上是错综复杂的，往往不是一型独见，而是几种证型的兼夹，虚实夹杂，痰瘀互见，自拟清热化痰汤，针对清热平肝、祛瘀通络的机理，治疗蛛网膜下腔出血，按症状的偏重分型而加减化裁，痰浊型加半夏、茯苓、橘红、甘草以熄风化痰、宣窍通络。肝阳上亢者加黄芩、石决明、牡蛎、白芍、菊花以清热平肝、熄风通络，肝肾阴虚型去大黄，加黄柏、知母、丹皮、生地黄、龟板以清热滋阴、熄风通络，瘀血者加丹皮、赤芍、牛膝以活血祛瘀、通络止痛。中脏腑，肝阳暴亢型加羚羊角、黄芩、生地，并冲服至宝丹一瓶，每日两次，以清肝潜阳，熄风开窍。痰迷心窍者加天竺黄、胆南星，并冲服安宫牛黄丸1丸，每日两次，以熄风豁痰开窍。上面几型若见呕甚者加竹茹，头痛甚加蔓荆子、刺蒺藜、藁本，肝热甚的加栀子、龙胆草。

附：秘验方介绍

1. 清热祛痰汤

【组成】钩藤30g（后下） 田三七2g 大黄10g 葛根60g 石菖蒲12g

【功效】清热平肝、祛瘀通络

【主治】症见头痛、呕吐、口苦、面赤、颈硬、舌红、苔黄、脉弦数等符合清热平肝、祛瘀通络机理的蛛网膜下腔出血各证型。

【用法】水煎服，每日1剂。连服两个月。

【加减】痰浊型加半夏10g，茯苓15g，橘红、甘草各6g（即二陈汤）熄风化痰、宣窍通络。肝阳上亢者加黄芩12g，石决明（先煎）、牡蛎（先煎）各30g，白芍、菊花各15g，清热平肝、熄风通络；肝肾阴虚型去大黄，加黄柏12g，知母、丹皮各10g，生地黄15g，龟板（先煎)18g,清热滋阴、熄风通络;瘀血者加丹皮、赤芍、牛膝各10g,活血祛瘀、通络止痛;中脏腑,肝阳暴亢型加羚羊角(单煎)3g,黄芩12g,生地15g,并冲服至宝丹一瓶,每日两次,以清肝潜阳,熄风开窍。痰迷心窍者加天竺黄、胆南星各10g,并冲服安宫牛黄丸1丸,每日两次,熄风、豁痰、开窍。

【方解】钩藤甘微寒,有清热平肝、镇静止痛作用。田三七甘微苦温,有祛瘀止血作用,既不使活血祛瘀太过,造成脑血管重新破裂出血,又能达到止血的目的,加速止血后局部瘀血尽快吸收。石菖蒲辛温芳香,能化湿浊,有宣窍祛痰湿的作用。大黄苦寒,能改积导滞,逐瘀通经。葛根辛凉,升阳益胃,强心降压。

【点评】蛛网膜下腔出血病机复杂,但总以肝阳上亢、痰瘀阻络最为多见,卢氏积多年临床经验,自拟清热化痰汤,以清热平肝、祛瘀通络为主,随证加减,对治疗蛛网膜下腔出血具有一定的疗效。

【验案】1. 包某,女,58岁,1983年5月8日入院。患者头痛多年,1983年5月8日上午在家中做家务时,突然出现剧烈头痛并呕吐胃内容物10余次,其后便神志不醒,于当天入院。检查:体温36.5℃,心率、脉搏60次/分,血压18.7/12kPa(140/90mmHg),神志模糊,时而乱语,皮肤及巩膜无黄染,无出血点,瞳孔等圆约2mm,对光反射存在,五官端正,颈强,四肢肌力正常,腹壁反射、腱反射减弱,克氏征阳性,巴氏征阳性,未引出病理性神经反射。实验室检查:血红蛋白115g/L,红细胞4.2×10^{12}/L,白细胞6.2×10^9/L,中性88%,淋巴12%,二氧化碳结合力26.34mmol/L,脑脊液均为淡红色血性,压力高100滴/分以上,诊断为蛛网膜下腔出血。住院后采用降低颅压、镇静、止血,营养脑细胞的西药,症状改善不明显。患者呈昏睡状态,时而乱语,呕吐痰涎,舌淡红,苔黄白腻,脉弦滑。此为痰浊上扰清窍,5月10日起加服中药清热祛痰汤合二陈汤治疗,每日1剂,并冲服安宫牛黄丸上、下午各1丸。

5月13日精神好转,乱语减少,能述头痛,解烂便两次,照上方去大黄加黄芩、藁本各10g,连服7剂,每天煎服1剂,以后头痛大为减轻，仅轻度头晕痛，颈转软，夜间时有烦躁，失眠，口干，纳呆，舌红，苔少，脉细数。为痰浊已去，有伤阴之象，去陈皮、半夏，加黄柏、知母、丹皮、麦冬等养阴清热药，调制半个月，头痛清除，颈变软，睡眠食欲转佳，痊愈出院。

2. 谭某，女，42岁。1982年3月13日入院。

患者素有头晕史，于1982年3月12日上午感头晕痛，中午解大便时突然晕倒不省人事，经家人用风油擦头身后苏醒，但头痛剧烈，呕吐多次，第二天入院。检查：体温36.8℃，心率、脉搏82次/分，血压17.3/10.4kPa（130/78mmHg），神清，嗜睡懒言，皮肤无黄染无出血点，五官端正，瞳孔等圆约3mm，对光反射存在，颈有抵抗，呼吸平顺，四肢肌力正常，腹壁反射、膝反射存在，布氏征阳性，克氏征阳性，未引出病理性神经反射。血检：血红蛋白100g/L，红细胞3.7×10^{12}/L，白血细胞5.1×10^9/L，中性细胞74%，淋巴细胞20%，嗜酸性细胞5%。脊液压力高，呈均匀淡红色血性，不凝固，诊为蛛网膜下腔出血。入院后曾用脱水、止血，营养脑细胞等西药治疗1天，但头痛仍剧烈，伴呕吐，口苦，面赤，颈硬，舌红、苔黄，脉弦数。拟结合中医诊治，乃肝阳上亢，上扰神明，闭阻经络所致。遂用中药清热祛瘀汤加菊花、藁本各10g，牡蛎（先煎）、珍珠母（先煎）各30g，每日1剂，连服4剂。3月18日精神转佳，无呕吐，仅有轻度头痛，大便两次，成形便，颈仍硬，中药照上方去菖蒲、大黄，连服15剂，日1剂。患者头痛消失，颈转软，食欲稍差，宗上方适当加健脾养阴药调治数天痊愈出院。

2. 养阴熄风通络方

【组成】 白芍30g　生地黄20g　女贞子15g　何首乌25g　天麻10g　钩藤15g　白蒺藜10g　水蛭8g　豨莶草15g　伸筋草15g　牛膝12g　炙甘草10g

【功效】 滋养肝肾，熄风、化痰、通络。

【主治】中风偏瘫证属肝肾阴虚、痰瘀痹阻脉络者。症见平素头痛头晕，耳鸣目眩，咳痰或痰多，突然一侧手足麻木沉重，半身不遂，肌肤不仁，舌黯红，舌苔黄，脉弦滑。

【用法】水煎服，每日1剂。连服两个月。

【加减】一般不作加减，坚持服用全方。必要时可根据辨证酌情加药。

【方解】白芍、生地黄、女贞子、何首乌滋养肝肾；天麻、钩藤、白蒺藜平肝熄风化痰；水蛭活血化瘀。后遗症期大都表现为患肢强直拘急，故重用白芍配炙甘草酸甘化阴，以柔克刚，缓急解痉，伍用豨莶草、伸筋草、牛膝舒筋通络。诸药合用，虚实同治，标本兼顾。

【点评】卢氏经多年临床观察表明，本方能促进患者神经功能恢复，改善临床症状，对中风偏瘫证属肝肾阴虚、痰瘀痹阻脉络者具有较好的疗效。

（张冬梅　整理）

从瘀论治中风　张学文

张学文，男，1935年生，陕西汉中人。1958年，考入陕西省中医进修学校（陕西中医学院前身）中医师资班学习，毕业后留校任教。首届国医大师，首批全国老中医药专家学术经验继承工作指导老师。现为陕西中医学院教授、硕士生导师、附属医院急症研究室主任，兼任第二届中华全国中医学会常务理事、国家中医药管理局中医急症中风协作组组长、陕西中医学会第二届副会长、陕西省中医内科学会主任委员等职。从事温热病教学与科研临床五十余年，重视"毒"在发病中的作用，尤其是对中风、高热、昏迷等急症的机制探讨和防治方药研究。主编、合编著作有《瘀血证治》《舌诊图鉴》《中医内科急症学简编》等。发表学术论文六十余篇。

瘀血阻滞脑络为中风病理之关键环节。精虚则精血不充、血少而行迟为瘀；气虚则行血无力而为瘀；嗜食肥甘，恣好烟酒，脾失健运，痰湿内生，痰滞脉络而致痰瘀交夹；或痰生热，热生风，以至风助火热，燔灼津血而为瘀；或肝肾阴虚、肝阳上亢、生风生火而致瘀。诸般因素皆由量变发展至质变，致使脏腑功能失调，气机发生逆乱，终而导致中风。

中风病的发生发展过程，实质上是瘀血这一主要矛盾由量变到质变的发展过程，无论是肥胖、高血压、脑血管痉挛、脑梗死、脑血栓形成、脑栓塞，还是脑出血，其病理改变都符合中医瘀血的范畴。

脑络为气血津液濡养脑髓之通路，瘀阻脑络，其不甚者，致脑乏清阳之助、津血之濡，神明失养而出现缺血性中风；瘀阻甚者，则络破血溢，离经之血压抑脑髓而为出血性中风。因此，临床上瘀血之病理伴随其所成之量变因素而贯穿中风病变之始终。其治疗当以活血化瘀，再参以所致之因等而辨证论治，可谓较为完善。

中风整个病变过程的发生发展规律，可概括为四期六证，即中风先兆期、急性发作期、病中恢复期、疾病后遗症期，而六证（肝热血瘀证、气虚血瘀证、痰瘀阻窍证、瘀热腑实证、颅脑水瘀证、肾虚血瘀证）又表现于四大期内。

（一）肝热血瘀证

该证主要见于中风先兆期，中风先兆证常为中风病变之量变阶段，故在中风先兆阶段，积极地进行干预性防治与调养，对医者来说，事半功倍，对患者而言，受益匪浅。中风先兆证的病机关键是"肝热血瘀"。肝经郁热，或肝肾阴虚，水不涵木，肝阳上亢，化热灼津伤血为瘀；或肾精亏乏，肝血不足，血瘀所致的一种中风早期证候（中风先兆证）。其临床表现为头痛眩晕或目胀面赤，心烦躁急，肢体麻木，或短暂性语言謇涩或一过性肢瘫无力，大便秘结，或排便不爽。舌质红黯，或舌下脉络迂曲，舌下散布瘀丝、瘀点。脉象弦滑或细涩、或弦硬。此证为中风早期常见的病理表现，治宜清肝化瘀通络，自拟清脑通络汤，药由草决明、川芎、赤芍、山楂、丹参、磁石、菊花、葛根、地龙、豨莶草、川牛膝、水蛭等组成。

（二）气虚血瘀证

可见于中风病初期、缺血性中风发作期及中风恢复期和后遗症期。系因元气亏虚，中气不足而致气无力行血，血行缓慢为瘀的一种证候。缺血性中风最本质的病理机制在于"气虚血瘀"，"虚"是本病的病理基础，"瘀"是本病的必然转归，其中可以兼挟有风痰阻络、痰热腑实等病理因素，但"气虚血瘀"是最根本的病理机制。治疗上在补阳还五汤的基础上，创通脉舒络汤，药由黄芪、红花、川芎、地龙、川牛膝、丹参、桂枝、山楂等组成。

（三）痰瘀闭窍证

常见于中风急性期的闭证。指因瘀滞脉络，脉络不利，气不行津，津聚为痰；或因脾失健运，水湿内生，聚而成痰，阻滞脉络；或火热灼津耗血而为痰的一类证候。治宜涤痰开窍，活血化瘀。研制了院内制剂"蒲金丹"（郁金、石菖蒲、丹参等），收效甚佳，配合"清开灵"滴注效果更好。

（四）瘀热腑实证

常见于中风急性期。因精亏血瘀，胃肠乏液，传导失司而致腑气不通，上闭下实；或因肝肾阴虚，肝阳暴亢，气血上逆，以致络破血溢，肝阳化火，燔灼中焦，传导失司而致大便不通。治宜通腑化痰，活血化瘀。方用三化汤加减：生大黄、芒硝、丹参、川牛膝、石菖蒲、胆南星、栝楼、决明子等。此方妙用大黄伍牛膝活血化瘀、引血不行；石菖蒲配胆南星醒神开窍，涤痰化浊；栝楼与芒硝同用，宣通气机，助其下行之力；决明子清肝明目，佐以润利大便，诸药合用，以达上下通利之效。

（五）颅脑水瘀证

"颅脑水瘀"观点是以《金匮要略·水气篇》指出的"血不利则为水"为理论依据，并结合多年教学及临床经验总结形成的。颅脑水瘀证是指颅脑瘀血与水湿痰浊互阻于脑窍为主要病机，以神明失主、肢体失用、九窍失司为主要临床表现的一类脑病。大多具有病程长，病情复杂，症状表现多端且一般疗法难奏效之特点，可见于中风、解颅、老年性痴呆、脑瘤及脑外伤综合征等多种病变过程中。

在颅脑水瘀证治中，纯化瘀则水不去，单利水则瘀不散，唯有化瘀利水同施，才是正治。据此认识，拟出通窍活血利水方，以治颅脑水瘀诸病证；常用丹参、川芎、赤芍、桃仁、红花、益母草、川牛膝、茯苓、麝香等组方治疗。

（六）肾虚血瘀证

系因肾精不足，血亏液乏，血脉不利为瘀，液亏不能上承清窍所致。症见音哑失语，心悸口干，腰膝酸软，半身不遂，舌质红或黯红，脉沉细等。肝肾同源，精血相生。中风之病本为肝肾阴虚，精血涩少，加之肝阳上亢而加重病情，或中风病后期，肝之精血更衰，脉络之瘀滞不去，使清窍失濡，肢体失用，治宜补肾益精，活血化瘀，常用地黄饮子去桂、附，加丹参、鹿衔草、桑寄生、川牛膝、肉苁蓉、桃仁、红花等，或佐黄芪以益气活血，水蛭以祛瘀生新。

附：秘验方介绍

1. 清脑通络汤

【组成】 草决明30g　川芎12g　赤芍10g　山楂15g　丹参15g　磁石30g（先煎）菊花12g　葛根15g　地龙10g　豨莶草15g　川牛膝15g　水蛭6g

【功效】 清脑降压、活血通络。

【主治】 中风先兆症（小中风），症见头痛，头昏，眩晕，耳鸣，肢体麻木，手足逐渐不利，疲乏无力，舌质紫暗苔薄白，舌下脉络瘀阻，或有瘀丝、瘀点，脉弦细。

【用法】 水煎服，每日1剂，分两次服。

【加减】 肝肾不足者加山茱萸肉、杜仲、桑寄生；语言迟钝者加胆南星、石菖蒲、郁金、天竺黄；胸闷胸痛者加栝楼、薤白、三七；肢体不利并疼痛者加鸡血藤、威灵仙、姜黄。

【方解】草决明、菊花清肝脑之热；水蛭、赤芍、川芎、丹参化心脑之瘀；磁石平肝阳之亢；川牛膝补肝肾之虚；地龙、豨莶草通络降压；且草决明和山楂可以降低血脂，软化血管；山楂既助活血化瘀，又防阻胃之弊。

【点评】肝热血瘀乃中风发病的关键环节。中风以中老年居多，平素内伤积损而致肝肾阴虚。阴虚燥热，津亏血少，脉道失濡，血受热则煎熬成块，又因肝阳化热、化风上逆，夹风痰瘀血上扰脑窍，发为中风，本方标本兼治，并针对疾病的兼见症考虑周全，实为有效之方剂。

【验案】李某，男，38岁。2005年10月11日就诊。

患者9月2日晚间看电视时突发眩晕，伴间断性左手麻木、恶心、呕吐。当时血压22/14.7kPa（165/110mmHg），神志清，不伴抽搐，急送某医院，头颅CT示脑干出血。住院治疗20天，好转出院。出院后仍自觉眩晕，颜面及后枕部麻木，左手麻木伴有左下肢乏力，食纳、夜休差，舌暗，苔白，脉沉弦。神经系统检查示左侧上下肢浅感觉减退，左下肢肌力Ⅴ级，左霍夫曼征（+），左掌-颌反射（+）。张老诊断为中风（肝热血瘀型），治以清肝活血，滋补肝肾，方选清脑通络汤加减。方为天麻12g，钩藤（后下）12g，菊花12g，川芎10g，地龙10g，全蝎6g，三七粉（冲）3g，黄连6g，豨莶草12g，生地12g，生杜仲12g，川牛膝30g，山栀10g。服药20剂后头晕、左手麻木及左下肢乏力较前明显减轻，仍感颜面及后枕部麻木，舌暗红、边有齿痕，苔薄白，脉沉弦。在上方基础上加用僵蚕10g，石决明30g，生龙牡（先煎）各30g，继服30剂，其症渐失。

2．通脉舒络汤

【组成】炙黄芪30g　当归10g　赤芍10g　桃仁10g　红花10g　地龙10g　丹参15g　川芎10g　鸡血藤30g　桑寄生15g　川牛膝15g　路路通20g　山楂15g

【功效】补气活血、益脑通络。

【主治】症见肢体麻木，半身偏瘫，患肢无力，或口角流涎，腰膝酸软，耳鸣，舌质淡紫，苔薄白，舌下脉络曲张，脉沉细。

【用法】水煎服，每日1剂，分两次服。

【加减】若汗出多者加煅龙牡各15g或浮小麦30g，便溏者加山药30g。

【方解】本方以王清任补阳还五汤加减而成。王清任发前人所未发，倡气虚血瘀理论，创制补阳还五汤，为后世治疗气虚血瘀之证如中风偏瘫、痿证等奠定了基础，拟定了大法；临床上应用宜宗其法而变通其方，方中黄芪初用30g，久用力不足者可逐渐加重60～90g、120g，使气旺以促血行；鸡血藤、当归补血，与黄芪相配，其有祛瘀不伤正之功；桃仁、红花、川芎、赤芍、丹参活血祛瘀；地龙、路路通通络剔邪；桑寄生、川牛膝补益肝肾；生山楂消食、散瘀、降脂。

【点评】全方配合可补气、活血、通络、益肾，对中风中经络者用之疗效较好。中风恢复期、后遗症期用之亦佳。其他有气虚血瘀病机的病证用此方皆亦效。

【验案】曹某，男，51岁。2006年3月03日初诊。

主诉：眩晕3年余，左侧肢体麻木1年余。病史：经常出现眩晕，劳累后明显，自觉走路时飘飘然，1年来左侧肢体麻木，夜间加重，饮食二便无异常，舌质淡暗，苔薄白，脉沉。外院查脑MR示桥脑、双底节区及放射冠多发性腔隙梗死。方用：黄芪30g，桂枝10g，赤芍15g，威灵仙30g，路路通20g，川牛膝15，鸡血藤30，丹参15g，川芎10g，木瓜30g，白芍15g，麦冬10g。

连续服用14剂后，眩晕、左侧肢体麻木明显好转，诉服药后晚间有口干，舌淡红、舌后苔稍白腻，脉弦滑。原方加减继续治疗。黄芪30g，桂枝10g，赤芍15g，威灵仙30g，路路通20g，老桑枝30g，丹参15g，川芎10g，木瓜30g，白芍15g，麦冬10g。继续治疗1月，患者所有症状均消失，改用复方丹参片长期服用治疗。

3. 通窍活血利水方

【组成】 丹参15~30g　川芎10~12g　赤芍10~12g　桃仁10~15g　红花10~15g　益母草15~30g　川牛膝10~15g　茯苓15~24g　麝香0.1~0.2g（冲服，缺麝香时可用白芷10~12g）　冰片0.1~0.15g（冲服）

【功效】 醒脑通窍、活血利水、升清降浊。

【主治】 表现为神明失主症状、肢体失用症状，以及七窍失司症状，如神志不清，表情呆滞，反应迟钝，健忘，痴呆或见性情抑郁、焦虑、烦躁，哭笑无常；半身不遂或肢体疼痛、肿胀、麻木，四肢无力，肢体欠温，关节僵硬、挛缩，口眼㖞斜；头胀头痛，眩晕，舌根强硬，语言謇涩或失语，饮水呛咳，口多流涎，目多流泪，视物不清或视歧，耳鸣耳聋，鼻多流涕而不知。其舌质多黯红或淡紫、青紫，舌体有瘀点、瘀斑或舌体胖大有齿印，舌下脉络粗张屈曲，或舌下有瘀丝、瘀点，色紫黯，舌苔水滑或苔腻，其脉象常见滑、弦或沉细涩等。

【用法】 水煎服，每日1剂，早晚分服。

【加减】 对于出血性中风病急性期伴有脑水肿者，宜将麝香易为石菖蒲10~12g，以防麝香辛香走窜迫血太过，再加三七粉3~4g（冲服），水蛭6~9g以行血止血、祛瘀生新；兼阴亏者加白茅根30~50g防止利水伤阴，痰涎壅盛甚者加竹沥水20~40ml；胆南星10~12g，天竺黄10~15g涤痰；血压增高且见躁扰不安、面色红赤者，加灵磁石30~40g，钩藤10~15g（后下），天麻10~15g，或羚羊角6~9g，另煎兑服，以平肝潜阳；脑水肿严重者，加大益母草、茯苓、川牛膝用量，以增强活血利水之功效。对于缺血性中风病，无论是急性期或康复期均可用基本方加减，若脉象滑缓无力者是兼有气虚血弱之象，宜加黄芪20~40g，鸡血藤15~30g，地龙10~12g，以益气、养血、通络。对于中风后遗症伴有脑萎缩、脑积水或老年性痴呆者，宜酌加益肾、填精、补髓之品，鹿角胶6~9g（烊化），桑寄生15~30g，山茱萸肉

10～15g，鹿衔草30g等。

【方解】 此方在通窍活血汤基础上加入丹参以增强活血化瘀之功，加茯苓、益母草以利水化浊，加川牛膝以补益肝肾、活血利水，且引水引血下行，诸药借麝香辛香走窜之力，共奏醒脑通窍、活血利水、升清降浊之功。

【点评】 此方为张老先生在创立"颅脑水瘀"理论的基础上，自拟的治疗颅脑水瘀诸病证的经验方。本方的特点是化瘀利水同施，瘀血可散，水湿可化，则颅脑水瘀证可痊。

（吕宏魁　任吉祥　整理）

中经络证别三候，中脏腑治分三期

李寿山

李寿山，男，1922年生，山东平度人。第二批全国老中医药专家学术经验继承工作指导老师。先后兼任中国中医药学会理事，全国中医脾胃病专业委员会顾问，东北地区肾病研究副主委，辽宁中医学会副会长、辽宁仲景学说研究会主任委员、辽宁中医中西医结合研究会顾问，大连市政府科技顾问、大连市中医药学会理事长。擅用经方疗热病、急症重症，长于脾胃病、心肾疾患及妇科疾病，对瘀血证治及舌下脉络法颇有研究。著有《伤寒论句解新义》《金匮要略句解新义》等十余部。

中风病发急骤，但其病形成，却有较长时期的潜在过程。本病病位在脑，病变则涉及肝、肾、心、脾及胃等多个脏腑和血脉、经络。起病多因本虚标实，但二者可互为因果，且有主次先后之分。就其全过程而言，本虚者，气虚、阴虚或阳虚；是脏气之虚为病理的基础；标实者，则风、火、痰、瘀为其病理的产物。夫风者，即肝风。系由肝肾阴虚，水不涵木而阳气化风；或劳心太过，耗伤心阴而心火暴张；或大怒伤肝，肝火上逆，是引动肝风的重要因素。火者，指五志化火。肝阳亢盛，则肝火上冲；肾阴不足，则虚火上逆；阴虚火旺，则心火妄动；辛辣厚味，脾胃积滞化热，均能引发。痰者，多由肥甘厚味，饮酒过度，内伤脾胃，聚湿生痰；或由郁怒忧思而气滞生痰。瘀者，多有气郁血滞；或气虚不运而成血瘀，以及风、火、痰凝日久皆能致瘀。中风之病应属内伤病，而且以虚损为其病本，标实之痰、瘀均由本虚演变而成。

中经络证别三候

中经络之发病特点缓而急。此类病人多属气虚体质，未病之先即有气虚血滞或阴虚阳亢表现。由于本虚标实，本发病先后有异，临证常见三型。

一、气虚血滞，痰瘀阻络

症见肢体偏瘫，口眼㖞斜，言语不清，面色苍白不华，质淡边有齿痕，舌下脉络淡紫粗长怒张，脉象微细或虚大，但神志清醒。治以补气祛瘀，化痰通络。方用补阳还五汤化裁（黄芪、当归、川芎、赤芍、桃仁、红花、竹沥、半夏、地龙、炮山甲）。阴虚阳亢，血压偏高者加夏枯草、决明子、枸杞子；偏瘫久而不复者加水蛭粉、蜈蚣粉等；大便秘结者加火麻仁、炒草决明。

二、阴虚风动，痰瘀阻络

发病或有一时失神，或不经昏仆而见头痛眩晕，肢体麻木沉重，甚则半身不遂，或手足抽搐，口多痰涎，舌质红尖赤，苔腻，脉弦滑或细涩，血压偏高。治以平肝熄风，化痰祛瘀通络。镇肝熄风汤化裁（天麻、钩藤、白蒺藜、地龙、竹沥、半夏、生赭石、怀牛膝、生白芍、生龙骨、生牡蛎、鸡血藤），随证加减。

三、阳虚窍闭，痰瘀阻络

发病后即见语言障碍，偏瘫，神志清楚，舌淡嫩，有瘀点，舌下络脉淡紫粗长或细短。治以补肾益阳、化痰祛瘀，活络通窍。地黄饮子化裁（熟地、山茱萸肉、茯苓、胆南星、白芥子、石菖蒲、远志、巴戟天、肉苁蓉、桂枝、炮附子、麦冬、五味子），随证加减。

个别中经络病人，初病或见昏迷痰盛，大便干结，面赤舌红，苔黄腻，脉弦滑数，此为合并腑证。可用调胃承气汤化裁（大黄、玄明粉、胆南星、竹沥汁、甘草）。服1~2剂，大便通下，神志转清后，仍按上法治之。

中脏腑治分三期

中脏腑发病暴而速，表现为骤然昏仆，不省人事，神昏鼾睡，半身不遂，口眼㖞斜，口中流涎等急重证候。治疗当急救，采取针刺，或中西医结合措施。根据病程长短、病势缓急而分急性期、恢复期和后遗症期，分别治之。

一、急性期

一般发病在1~2周内，以昏迷为突出表现。由于标本虚实不同，而有闭脱之分。

（一）闭证

除见昏迷、偏瘫、口眼㖞斜外，症见面赤身热，牙关紧闭，躁动不安，痰涎上涌，喉中痰鸣，鼻鼾气促，肢体拘急或抽搐，二便秘涩，舌红苔黄，舌下络脉青紫怒张，脉劲滑数，此为阳闭。先刺12井穴泻血，开闭促苏，口服或鼻饲安宫牛黄丸，日2丸，醒脑开窍。大便秘结者用紫雪丹两服；痰涎上涌不能进食者，可先予吸痰而后用药，至闭开清醒后停药。继进羚羊钩藤汤化裁（羚羊角粉、钩藤、石决明、炒栀子、黄芩、生地、大黄、玄明粉、丹皮、竹沥汁、三七）。面赤壮热者加生石膏、寒水石；痰热上涌者加猴枣散；呕吐呃逆者加生赭石、姜半夏；血压过高者加夏枯草、苦丁茶。

若发病不烦躁，身无热而痰涎多，面㿠唇紫，舌淡嫩，苔白腻，脉弦滑不数，此为阴闭。治以温通开窍法，先用苏合香丸口服或鼻饲，继进涤痰汤化裁（清半夏、茯苓、枳实、橘红、胆南星、竹沥汁、石菖蒲、人参、细辛、生姜汁）。如见面白，自汗，肢冷，脉微或虚大而空，此为闭脱相兼证，病情险恶，急用参附煎固脱开闭。剧者神昏口噤、面白唇黯，痰涎上涌，正虚欲脱，急用加味六生饮（红人参15~30g，生南星10g，生半夏10g，生附子10g，生姜汁30ml，按法煎服），并针刺人中、足三里，灸气海、关元、膻中、百会。急救诸法不可疑，否则危殆立至。

（二）脱证

突然昏仆，不省人事，或由闭证转为脱证。面色苍白，目合口开、手撒、鼻鼾、呼吸短促或见歇止，汗出不温，四肢厥冷，二便失禁，肢体瘫软，舌体短缩，脉微欲绝或虚火无根，血压下降，此为阳脱，已见五绝之候，病情十分危险，急用加味参附煎（红人参30g，生附子15g，山茱萸肉50g），水煎徐徐服下。汗出不止加龙骨30~60g，牡蛎30~60g。阴阳俱脱者，急服生脉龙牡救逆汤化裁（红人参30g，麦冬15g，五味子15g，生附子15g，山茱萸肉50g，生龙骨30g，生牡蛎30g）水煎急服。由于剂方便，往往缓不济急，近人经验用针剂参麦针、参附针静滴，对抢救休克，稳定血压有较好效果。

二、恢复期

经过急性期抢救后，逐渐清醒，则进入恢复期。此风痰火之势已潜伏平定，虚证本质显露，痰浊瘀血瘀阻经络，半身不遂，语言謇涩为主要表现。

（一）气虚血滞证

偏枯不用，肢软无力或麻木酸痛，少言，脉细涩或沉弦，舌有紫色或瘀点，舌下脉络淡紫粗长或细短。治以益气活血，化痰通络，补阳还五汤化裁。如手足不温者加桂枝，肢体麻木重者或刺痛者加炮山甲、全蝎、胆南星、蜈蚣；偏瘫久不复者加三七粉、水蛭粉冲服。

（二）阴虚阳亢证

语言不利，半身不遂，面色潮红，头痛头晕，烦躁易怒，舌质红少津，苔薄黄，脉弦数有力，血压偏高。治以滋水涵木，平肝熄风，佐以化痰通络，天麻钩藤饮化裁（天麻、钩藤、石决明、坤草、黄芩、桑寄生、清半夏、鸡血藤、枸杞子、生龙骨、生牡蛎）。舌强肢麻加桃仁、红花、桑枝；语言障碍加石菖蒲、郁金。以上二证均可辅以针灸和按摩治疗，以提高治疗效果。

三、后遗症期

治疗方法与恢复期大致相同。但因病程日久，精气内伤，气血亏虚，故其恢复缓慢。肝肾虚者，滋阴补肾以治本，可用地黄饮子加减；气血阴阳俱虚者可用十全大补汤加减；肢体疼痛挛缩者，加服大活络丹或人参再造丸。此外，需讲求养生法，结合功能锻炼和针灸，气功疗法，药膳补益等疗法，以图早日康复。

附：秘验方介绍

镇肝熄风汤化裁方

【组成】 天麻10g　钩藤25g　白蒺藜15g　竹沥10g　半夏10g　生赭石（先煎）15~30g　怀牛膝15g　生白芍15g　生龙骨（先煎）30g　生牡蛎（先煎）30g　地龙10g　鸡血藤30g

【功效】 镇肝熄风、滋阴潜阳。

【主治】 适用于肝风内动引起的中风患者，主要症状见半身不遂，舌强板滞，语言不清，头晕头痛，急躁易怒，舌质红，苔薄黄，舌下络脉淡紫粗长，脉弦劲有力而数。

【用法】水煎服，每日1剂。连服1个月。

【加减】眩晕重加枸杞子、菊花；肢麻加桑枝、僵蚕；舌强痰盛加石菖蒲、远志、竹沥汁。

【方解】怀牛膝，引血下行，折其阳亢，并能滋养肝肾，为君药。代赭石重镇降逆；生龙骨、牡蛎潜降肝阳，一镇一潜，共助君药潜镇气血上逆，以镇肝治其标。天麻、钩藤、白蒺藜熄风为妙，竹沥、半夏清热化痰，地龙、鸡血藤活血通络共为佐药。白芍滋补肝肾之阴以制阳，肝阳不亢，肝风自熄，以治其本。诸药既镇肝、兼熄风，标本兼治，共奏镇肝熄风、滋阴潜阳之功。

【点评】本方是李老先生治疗中风的自拟经验方，由镇肝熄风汤加减而成，亦含合用天麻钩藤饮之意。方中滋阴潜阳之力较之原方稍逊，而平肝潜阳、活血化痰之力大增，因而更适用邪实而正不甚亏者。

【验案】患者张某，女，59岁。

素患高血压，经常头痛眩晕、手指麻木。近因家务纠纷，郁怒生气，翌日起床突感肢体软弱无力，头痛恶心，眩晕，两目模糊，口黏纳呆，二便不畅。又过一日，渐次出现右侧半身不遂，时有抽搐，遂急诊入院。经CT检查诊断为脑血栓形成。患者神志清楚，问话能答，但舌强板滞，语言不清，右侧偏瘫，诊脉弦劲有力而数，舌质红，苔薄黄，舌下络脉淡紫粗长。脉证合参，证属中经络，气阴两虚，肝风内动，痰瘀阻络。治以平肝熄风，化痰通络，镇肝熄风汤化裁：生代赭石（先煎）15g，怀牛膝15g，夏枯草15g，天麻10g，石菖蒲6g，钩藤25g，枸杞子15g，白蒺藜15g，橘红10g，郁金10g，鸡血藤25g，生龙骨（先煎）30g，生牡蛎（先煎）30g。

旬日后，眩晕已平，抽搐止，语言自如，血压正常，但半身不遂如故，舌淡红无苔，舌下脉络淡紫细短，脉转弦缓。此风火已潜，证转气虚血滞之候，予补阳还五汤加减，并辅以针刺治疗。约1月余，已能生活自理。遂出院调养3月余而康复。

（吕志国　整理）

中风病临床经验总结　李济春

李济春，男，1943年生，河北邢台人。第二批全国老中医药专家学术经验继承工作指导老师。现为中华中医内科学会顾问、中华中医药学会脑病专业委员会学术顾问、山西省卫生厅中医高级顾问、山西省针灸学会副理事长、山西中医学院附属医院名誉院长。曾任太原市北城区中心医院院长、太原市中风病医院院长。擅长内科、妇科疑难、急重病症的诊治，精通针灸术，素有"神针妙药"之美称。特别是对中风病的研究颇深，有独到经验，倡导"无论出血性还是缺血性中风，均以益气化瘀为治疗大法"，临证屡起沉疴。曾两次代表我国出席在日本和美国召开的"世界针灸大会"，并发表重要论文和演说。先后应邀出访俄罗斯、波兰、匈牙利、日本、美国、加拿大等国，被上述国家有关部门礼聘为客座教授、中医顾问、医学博士等，其传略先后被收录入介绍全国名医专家的辞书和一些国际人文辞书数十部中。

一、病因病机

中风病的病因，古今众说纷纭，但本虚标实已属公论，然"虚"在哪里，"实"为何物，则古今认识不一，笔者根据前人的理论，结合自己的临床体会，认为中医病之病机，以"气虚为本，瘀血为标"。

气虚者，多患缺血性中风。中风者从年龄来看，"凡人年逾四旬，气衰者，多有此疾"，（李东垣《医学发明·中风有三》）；从体质而言"若肥盛则间有之，亦形盛气衰如此"（李东垣《医学发明·中风有三》）；或有以"火""痰"立论者，然"壮火食气"，"脾虚生痰"。诚如《杂病源流犀烛》所云"曰火、曰痰，总乎由虚，固为中风之根"。故本病"半身不遂，亏损元气，是其本源……实因气亏得半身不遂"（王清任《医林改错·半身不遂论述》）。盖"气为血之帅""气行则血行"。气不足则阳气虚少，必从寒化，寒主收引，凝滞；气虚，运血上升，动力不足，血行瘀滞，脉络阻塞，脑失气血滋养，神机失用，而致缺血性中风。

气阴两虚，易患出血性中风。气虚，势必影响饮食的消化吸收和气血津液的新陈代谢，而造成津血阴液亏损。此时，仍不知慎养，房事不节，肾阴耗损，以致肝阴随之耗伤，或因情志内伤，肝阳逆亢，久则耗阴，肝阴不足而下汲肾阴，最终导致肝肾阴虚，肝阳上亢，阳化风动，气血逆乱，气乱则生风，血乱则离经妄行，"气之与血，并走于上"导致脉络破损，血溢脉外，发为出血性中风。

二、病理转归

即使是邪中脏腑的阳闭证，由于风火内旋，也必定耗散元气。当此邪实之际，正气渐虚已寓于其中了，只是主次缓急之差。如若肝阳暴亢，迫血上行，致络破血溢，则元气必随之而泄，使正气顿挫。出血性中风的进一步发展，不外两种结果。

1. 元气衰败，阴阳离绝　肝风痰火炽盛，耗伤正气，渐致元气衰败，转为阴阳离绝之脱证。这种从闭证到脱证的转变，实际是元气渐虚的量变到质变的过程。此时在治疗上若不固护正气，一味以苏合香等辛香走窜之剂耗散正气，则脱证之势在所难免。

2. 痰瘀互结，脉络凝滞　闭证经过恰当的救治，标本兼顾，闭证渐开，转危为安，然邪去正虚，气虚血瘀，瘀血凝滞于脑，脉道不利，则津血循行不畅，水津外渗而为痰浊，痰瘀互结，而致偏枯、失语等。王肯堂曰："血积日久，亦能化为痰水。"因此，余认为气虚血瘀或痰瘀互阻是中风预后的主要转归。

临床所见半身不遂、口角流涎，是气虚血瘀、脉络失养、统摄无力所致，失语或语言謇涩，口眼㖞斜，是气虚、痰瘀互阻脉络，神机失用之故；面色苍白，气短乏力，舌淡、苔薄白，脉沉细弱均为气虚之象。

值得注意的是，绝大多数中风偏瘫者，患肢足面外侧多有约2cm×3cm大小的瘀斑，此为"瘀血"的远端体征之一，偏瘫治愈后，这一体征也随之消失。其机制有待进一步研究。

三、治疗原则

1. **益气化瘀为双向调节之法**　中风病始于气虚，或始于气阴两虚，然"阴亏于前而阳损于后"，终则气虚血瘀，殊途而同归。在治疗方面，则宗"气行则血行，气行则水行"的原则，主张不论是出血性还是缺血性中风，均应针对气虚血瘀这一主要矛盾，以益气化瘀为主要治疗法则。然缺血性中风，脉络痹阻，用活血化瘀法治疗，尚易被人们所接受；而急性出血性中风，余强调"益气破血祛瘀，使用越早，预后越好，绝无再出血之弊，不可滥用止血"的主张，却难被人们理解。其实，古人对此也早有明确的阐述。如唐容川就云"离经之血，虽清血、鲜血，亦是瘀血"。早用益气化瘀，使脉道通利，津不外渗为痰，也就不会形成后期的痰瘀互阻之证。余认为使用益气化瘀，可促进血肿吸收，减轻血肿对周围神经的压迫，不形成或少形成脑水肿，故愈后较好。

2. **益气化瘀可使血肿周围开通并建立侧支循环**　"祛瘀可新生"，"傍开脉络"。大量的临床实践表明，益气化瘀可使血肿周围开通侧支循环，较长时间使用，益气化瘀有可能在血肿周围建立新的侧支循环，从而改善大脑供血，恢复脑细胞的功能。有研究表明，益气化瘀治疗组，在临床症状总有效率、神经功能缺损的改善均优于"维脑路通"对照组。对全血黏度、血浆比黏度、血小板黏附、血栓弹力图、体外血栓长度均有显著改善。所以，益气化瘀之法则可贯穿中风病治疗的始终。但临证应根据不同病因、不同见证、不同阶段，分别配合不同治法。

如中风偏瘫早期，以邪实为主，可予益气活血之法，酌加通腑、泄热之品；恢复期，阴虚症状明显的气阴两虚证，酌加滋阴通络之品；

至于痰瘀相兼者，或因气虚、津液不化，凝聚为痰、痰阻血瘀；或因瘀血内阻，津液不行，聚湿生痰治疗上均应着眼于气虚，益气大法首当其冲，酌加活血涤痰通络之品，使正气充盛，痰瘀自消，充分体现标本治则的关系。

如在中风早期，肝阳暴涨，痰热内闭，其证属实，可宗"急则治标"之旨，急以开闭祛邪，缓用益气化瘀之法，但此时应严密观察病情发展，注意邪正盛衰变化，待邪去七八之际，或一旦出现脱证之征象，应及时佐以益气之品，扶正祛邪。

中风一证，尽管其临床表现错综复杂，但只要抓住气虚血瘀这一本质，正确地运用益气活血之法，往往得心应手。经验证明，尽早使用益气化瘀之法，对于减少后遗症，促进瘫痪肢体的康复，具有非常重要的意义。

附：秘验方介绍

补气活血汤

【组成】黄芪80～120g 当归10g 赤芍15g 豨莶草15g 丹参15g 水蛭10g 红花6g 桃仁6g 地龙10g 怀牛膝9g 僵蚕10g 石菖蒲10g

【功效】益气化瘀、化痰通络。

【主治】各型、各期中风病所致的半身不遂、语言謇涩、失语、口眼㖞斜、肢体麻木等。

【用法】每日1剂，水煎服。水煎煮两次，共取汁400ml，早晚温服，每次200ml。

【加减】卒然昏仆、神志昏蒙、舌红、脉弦者，加羚羊角、菊花、天麻、钩藤以平肝熄风；颈项强直，肢体抽搐、牙关紧闭者，加石决明、珍珠母、生龙牡以镇肝潜阳；失语或言语謇涩、呛咳者，加丝瓜络、橘络、皂角刺、白芥子、天竺黄、竹沥水以祛痰化浊；腹满便结，舌红少津、苔黄燥者加大黄、枳实、厚朴、全栝楼以通腑泻热；口眼㖞斜加白附子、全蝎、白芥子化痰止痉；下肢瘫软无力加杜仲、桑寄生、山茱萸肉、威灵仙等壮腰健肾之品；夏日或口干欲饮、舌质欠润或苔黄者，加生石膏、黄连，既可清心胃之火，亦可抑制黄芪偏于温燥之性。总之，黄芪峻补元气治其本，量不宜轻，祛瘀涤痰药治其标，量不宜重。

【方解】本方是以中医理论为依据，结合自己多年的临床经验，宗王清任《医林改错》中补阳还五汤化裁而成。中风病的病机为本虚标实，正气亏虚，脉络瘀阻，脑失气血的滋养，神机失用，发为中风。方中重用黄芪，峻补元气、以助运血之动力，使气旺而血亦行，瘀祛而不伤正，为方中君药；辅以当归、赤芍、豨莶草、丹参、水蛭、地龙、桃仁、红花破血逐瘀，活血通络，共为臣药；佐以僵蚕、石菖蒲化痰通络；牛膝既活血祛瘀，又引血下行为使。全方君臣有秩，佐使有节，共奏益气化瘀、化痰通络之功。

【点评】"补气活血汤"是李老师宗王清任"补阳还五汤"化裁，经数十年临床实践总结出来的治疗中风病的经验方，可加减用于各种类型的中风病的急性期、恢复期、康复期。

【验案】王某，女，57岁。初诊日期：1997年6月15日。

主诉：左侧肢体半身不遂伴失语15天。病史：患者于半月前晨起出现左侧肢体无力，活动不灵，失语，当即送往太原市某医院，经CT确诊为"多发性脑梗死"。经用丹参注射液、维脑路通、华佗再造丸等治疗，无明显改善，遂来本院就诊。刻下症：神志清楚，左侧上、下肢不遂，肌力Ⅱ级，失语，仅能偶发单字，且含糊不清，口角右偏，且流涎，舌尖左歪，吞咽时呛咳，舌淡胖，有瘀斑，苔白，脉沉细涩。中医诊断：中风（中经络），证属气虚血瘀、痰浊阻络。治则：益气化瘀，涤痰通络。投补气活血汤，处方：黄芪80g，当归12g，丹参12g，川芎10g，赤芍15g，豨莶草20g，水蛭8g，地龙10g，红花6g，桃仁9g，石菖蒲15g，皂角刺10g，全蝎8g，桑寄生30g，杜仲10g，竹沥汁15ml（兑）。水煎服，日1剂，早晚分服。

6月21日复诊，服上方6剂，肌力增至Ⅲ级，左手可抬至平肩，语言可组合成词，但仍謇涩。效不更法，上方加黄芪至100g，丝瓜络15g，继服。

上方加减出入共服40剂，肌力增至Ⅳ～Ⅴ级，语言清利，对答自如，生活可自理。

（吕宏魁　整理）

应用"寓补于消"理论治疗脑梗死

李 鲤

李鲤，男，1937年生，河南民权人。毕业于河南中医学院中医系。全国名老中医，第三批、第四批全国老中医药专家学术经验继承工作指导老师。曾任驻马店地区中医院业务副院长、河南省中医院内科副主任、脑血管病区主任。中国老年学会衰老与抗衰老委员会常委、中华中医药学会河南分会内科委员会委员、脑病委员会首席常委、河南省中医院专家顾问组成员。擅长治疗中风病、痴呆、冠心病、心肌炎等心脑血管疾病；对乙型肝炎、肝硬化、返流性胃炎、食管炎有较成熟的治疗经验；对属于中医痿证的重症肌无力、肌营养不良、运动神经元病及肺气肿等内科疑难病积累了丰富的经验。先后发表论文三十余篇，合著4部，获省教委科技进步二等奖1项，获省科委科技进步三等奖1项。

一、痰瘀互结、闭阻脉络为主因

脑梗死患者舌质以暗红、紫暗有瘀点、瘀斑，舌苔以黄腻、白厚腻为多见，且常伴有舌底脉络紫暗迂曲。而其发病时神志昏蒙、言謇失语、半身不遂、痰涎阻喉等均为痰瘀闭阻的表现，恢复期及后遗症期偏身麻木不遂、疼痛肿胀等症状，也体现了痰瘀阻滞的特点。故认为，当前随着人们生活水平的提高和饮食结构的变化，痰瘀两者在本病中所占的地位越来越重要，痰瘀互结不同程度地存在于脑梗死的整个过程。

早在金元时期，朱丹溪已在《丹溪心法·中风门》中提出："中风大率主血虚有痰，治痰为先，次养血行血"；"半身不遂，大率多痰，在左属死血瘀血，在右属痰有热并气虚，左以四物汤加桃仁、红花、竹沥、姜汁……右以二陈汤、四君子汤竹沥、姜汁。"这些论述基本上确立了中风痰瘀同病的病机理论和治疗方药。现代医学认为，脑动脉粥样硬化为本病发生的最主要原因，而高血脂又为脑动脉粥样硬化的重要因素。高血脂患者多有低密度脂蛋白胆固醇（LDL-C）升高、高密度脂蛋白胆固醇（HDL-C）降低。研究发现，LDL-C可使细胞内胆固醇积聚而导致动脉粥样硬化，HDL-C则能使胆固醇进行逆向运转，即将肝外组织中脂质转运到肝脏降解，起抗致动脉粥样硬化作用。实验证明，动脉粥样硬化患者血小板黏附、聚集性增加，存活时间缩短。此外，从动脉粥样硬化斑块所含成分（纤维蛋白、血小板、红细胞和脂质等）亦可说明本病发生与中医的痰瘀密切相关。

二、脾胃负担过重、运化失职为前提

中医学认为，痰和瘀俱为脏腑功能失调的病理产物，尤以中焦脾胃功能失常最为关键。脾主运化，为生痰之源。如脾气虚衰，或脾胃升降功能失常，运化功能减弱，水谷精微不能正常运化，则聚而成痰。由于人们生活水平提高、饮食结构变化、生活节奏加快，精神状态紧张、体力劳动减少或生活安逸松弛等，均可导致脾胃运化失职。脾胃运化失职，并不在于"虚"，而是在于：①脾胃负担过重，超过了其运化承受能力；②肝胆疏泄失职，不能助脾健运，脾化失职，导致体内过多水湿停留，聚集而生痰。如痰停留于经脉，则会阻滞气血运行，使血运不畅而为瘀，故脾胃负担过重、运化失职为本病发病的前提。

三、和中消痰、化瘀通络为治则

在前人经验的基础上，总结自己多年的临床经验，针对痰瘀互结这一病机，提出了和中消痰、化瘀通络为治疗脑梗死大法。这一疗法是在寓补于消理论基础上建立起来的。治痰必须治其本——中焦脾胃。因脾为生痰之源，如脾失健运，则致水湿停留，聚湿而生痰。而目前多数患者脾胃运化失职不是由于"虚"，而是由于脾胃负担过重，超过其运化承受能力所致。故治疗应以和中消食为先，籍以除壅滞，开化源。如此则不补气而气渐生，不补血而血渐长，不补肝而肝得养，不补心而心得奉。这种方法以消代补，借消以补，故称寓补于消。临证常用自拟和中通络汤治疗脑梗死，在寓补于消、和中化痰的同时，加用祛瘀通络之品，痰瘀同治，使痰化血行，血行痰清，气血流通，从而收到满意的效果。

对脑梗死痰瘀互结，痹阻脉络证症见头晕，胸闷，一侧肢体活动不灵，纳差，便干者，治以和中化痰，祛瘀通络。处方：焦山楂12g，焦神曲12g，炒莱菔子15g，陈皮12g，半夏12g，茯苓30g，连翘10g，丹参30g，当归20g，桃仁12g，红花20g，川芎10g，全蝎10g。症状好转后上方加石菖蒲12g，远志10g，白花蛇1条（冲服），连续服用月余，可见确切疗效。上方乃保和丸合桃红四物汤加减，痰瘀同治。保和丸可调理后天之本，一则除脏腑经络之积滞顽痰，二则健脾运，供营养，畅肝气。方中山楂炒焦为用，增"散瘀血"作用，对痰瘀相兼之症，用之最宜。回顾李东垣所言："中风为百病之长，乃气血闭而不行，此最重痰"，盖此理也。

对脑梗死气血两虚证以保和丸与养阴血之生脉饮、龟鹿二仙胶等相合应用，则能开气血生化之源，气血充盛，虚证乃可补。

对脑梗死肝肾阴虚，风阳上扰证以保和丸与熄风平肝、化痰开窍之天麻钩藤饮相合则可使肝气得以畅达，痰浊瘀滞得以疏通，故痰瘀实邪乃可渐消。

附：秘验方介绍

和中通络汤

【组成】山楂10~12g　神曲12~15g　陈皮12~15g　半夏12~15g　茯苓30g　连翘10~15g　炒莱菔子12g　三七3g　丹参30g　全蝎10g　地龙30g　赤芍20g

【功效】和中消痰、化瘀通络。

【主治】用于脑梗死发病期、恢复期、后遗症期等各个时期。

【用法】水煎服，每日1剂。连服3个月。

【加减】舌苔黄腻、口苦者，去半夏，加竹茹10g，黄连10g；伴头晕头痛、血压高、肝脉旺盛者，加夏枯草30g，石决明30g；伴心中烦躁、大便秘结者，加大黄6g，芒硝10g。

【方解】本方为保和丸的变通方剂。针对本病患者痰瘀互结证而设。方中陈皮、半夏、茯苓健脾和胃、化痰止呕；炒莱菔子，调气除胀；山楂、神曲消食开积，并能活血化瘀；连翘一味，用之尤妙，不仅能清郁热散结，且如李杲所云："一切血结气聚无不调达而畅通也。"另丹参、赤芍活血祛瘀，配以熄风通络之全蝎、地龙共奏化瘀通络之效。

【点评】李老积多年临床经验，提出了"和中消痰、化瘀通络"之独特治则，真正做到"寓消于补"，以"消"法、"和"法为主，使气渐生，血渐长，肝得养，心得奉而中风自愈。李鲤教授多年治疗脑梗死实践表明，本方有较好之疗效。使用于脑梗死的发病期、恢复期、后遗症期等各个阶段。

【验案】1. 某男，48岁，2000年9月20日就诊。主诉：左侧肢体活动不遂1月余。其曾在发病后两天查头颅CT示"右豆状核及右侧室旁多发腔隙性脑梗死"。患者素喜烟酒、肥甘。刻诊：头晕，胸闷，左侧肢体活动不灵，纳差，便干。查体：左鼻唇沟变浅，左侧上下肢肌力IV级，舌质暗红，苔白腻，脉弦滑。此属痰瘀互结，痹阻脉络。治以和中化痰，祛瘀通络。处方：焦山楂12g，焦神曲12g，炒莱菔子15g，陈皮12g，半夏12g，茯苓30g，连翘10g，丹参30g，当归20g，桃仁12g，红花20g，川芎10g，全蝎10g。服药1剂，诉头晕、胸闷等明显减轻，左侧肢体活动较前灵便。守上方加石菖蒲12g，远志10g，白花蛇1条（冲服），连服14剂，诸症消除。复以上药为主巩固治疗1个月，患者生活自理，工作如常。

2. 某男，郑州市人。2005年11月10日初诊。患者述3天前晨起后无明显诱因而出现言语不利，右侧肢体麻木略无力，当时未予重视，未治疗，近两天症状逐渐加重，故来诊。初诊时症见：神清，精神差，头晕昏沉，言语模糊不清，右侧肢体麻木无力，平时纳食可，近几日纳食欠佳，夜寐一般，二便调，舌质暗红，边有瘀斑，舌底脉络紫暗迂曲，舌苔白厚腻，脉弦滑。查BP：21.3/12kPa（160/90mmHg），形体略胖（平时嗜食肥甘），右侧鼻唇沟变浅，伸舌右偏，右上下肢肌力Ⅳ级，右巴氏征（+）。血脂4项：总胆固醇7.1mmol/L，三酰甘油2.5mmol/L，HOL1.52mmol/L，LDL-C6.9mmol/L；血流变示：高黏血症，纤维蛋白原3.97g/L；头颅CT示：左侧基底节区腔梗。患者平素嗜食肥甘，形体胖，加之舌脉诊断，辨证为痰瘀阻络。方用和中通络汤10剂，日1剂，水煎服。10日后复诊，言语不利、右侧肢体麻木无力有明显好转，仍觉头晕，BP：19.3/12kPa（145/90mmHg）。在上方中加明天麻15g，乌梢蛇30g，半月后症状基本消失，略头晕，血脂4项指标明显好转。又继续服和中通络汤1个月，复查诸症消失，血脂四项指标正常。

3. 李某，男，36岁，1978年3月20日初诊。主诉：偏瘫，失语近3个月。平素嗜烟酒，喜食肥甘，体质较盛。3月前晨起发生偏瘫，口舌㖞斜，语言不利，神志尚清，测血压18.7/12kPa（140/90mmHg），诊为"脑血栓形成"。用中西药物治疗后，偏瘫、失语恢复不明显，入院前测胆固醇6.1mmol/L。刻下：自觉饭后脘闷不适，口不渴，头晕，舌体胖大，苔薄白，脉滑稍弦。诊断为中风（中经络）痰湿阻络，气血闭阻，治以健脾祛湿、化痰除风，佐以化瘀，方用保和丸加味：陈皮9g，半夏9g，茯苓12g，炒莱菔子12g，焦山楂15g，焦建曲12g，连翘9g，黄芪15g，丹参18g，全蝎9g，天麻9g，红花9g，用法：水煎服，日1剂，分两次口服。另用山楂每天60g水煎代茶饮。至6月8日共服药70余剂，查胆固醇降至4.9mmol/L。7月19日患者肢体活动恢复正常，运动自如，可骑自行车，唯不能远行。

（徐云龙　整理）

中风病治疗经验谈　　陆永昌

陆永昌，男，1917年生，山东文登人，毕业于大连西岗区汉医公会，首批全国老中医药专家学术经验继承工作指导老师。擅长治疗内科疾病，对妇科、儿科、针灸、推拿也颇有研究。主要论著有：《中医对中风的认识》《从临床治验谈中医的辨证论治》《活血化瘀法在中医内科的应用》《谈中医的治则与治法》以及《简易针灸学》《儿科推拿疗法简编》《灵枢经语释》等。

中风病发病急骤，变化多端，证候纷繁，病势凶险，预后较差，为中医风、痨、臌、膈四大难症之首，但其发生有一定的病理基础和逐渐演变的过程，并非偶然。在一定诱发因素的作用下，此过程可以突然加速，出现脏腑气血阴阳失调，风、火、痰、瘀互结为患。

一、急性病期以调气为先

中风病之所以发病急骤，进展快，是因其气机逆乱所导致的，正所谓"大怒则形气绝，而血菀于上，使人薄厥"、"血之与气，并走于上，则为大厥，厥则暴死，气复返则生，不返则死"，强调了气机逆乱在中风病发病中的地位及其作用。从中风病发病的标实因素讲，无外风、火、瘀、痰四个方面，而以风居首位。风的形成究于气的疏泄太过，即"气之往来流动谓之风"。气机逆乱导致气机郁结，进而生火，即"气有余便是火"。痰瘀的形成一方面责于平素在各种致病因素的作用下，引起津聚成痰，血滞为瘀；另一面气机逆乱则又急剧加重了痰瘀的生成，致使痹阻络窍，从而突发昏仆，半身不遂，言语謇涩，口眼㖞斜等症。总之，气机逆乱是中风病发病的首要因素及其先导，治疗当以调气为先，然后分而治之。

1．调理六腑之气　适用于痰热腑实，腑气不通的病人，此证除中风病主症外，兼见腹胀、便干便秘、头晕目眩、咳痰或痰多，舌质暗红，苔黄或黄腻、或黑褐，脉弦滑而大。药选大黄、芒硝、枳实、厚朴、栝楼、生地等品。临床应用时要注意腑实证与腑气不通的鉴别，腑实证以胃腑的燥实为主要病理变化，治疗以泻下通便、润燥软坚为主；腑气不通以胃腑的痞满为主要病理变化，治疗以行气异带、消除痞满为主，在选药的侧重方面二者有所不同。

2．疏通经络之气　适用于气行不畅，痰阻血瘀，经络不通的病人，此证除中风病主症外，兼见遍身麻木，肢体疼痛或肿胀，肌肤甲错，舌质暗淡或有瘀斑，苔白腻或薄白，脉弦滑。方选血府逐瘀汤加减。在应用本方时，常佐以苏梗以开宣肺气，由于"肺朝百脉"，肺气得开，则百脉皆通，经络之气畅达，血运无阻，进而使痰得化，瘀得祛。

二、恢复期重熄风化痰通络

中风病的发病以风痰瘀血相兼为患是其关键。风痰瘀为津、气、血的病理产物，津、气、血的正常运行是由心肝脾功能的相互联系而完成的。三者中有一脏功能失常就可引起另外两脏的功能障碍，导致气机郁结、痰浊、瘀血形成。由于心肝脾生理上的互相联系及气血津液的生则同生，行则同行，故某一环节发生病变则必互为影响，使气郁、痰浊、瘀血相兼为病。气机逆乱是发生中风病的主要病理机制，易于诱发肝风内动，因此，气痰瘀相兼可以导致风痰瘀互相为患，从而痹阻脑窍脉络，症见偏瘫、失语、眩晕、麻木等，故治宜熄风、化痰、通络三法同施，药用：清半夏、白术、天麻、白蒺藜、胆南星、威灵仙、香附、酒制大黄。清半夏、白术燥湿化痰，胆南星熄风化痰，天麻、白蒺藜平肝熄风，五药合用为治风痰诸症之要药。威灵仙活血通络，香附理气解郁，酒制大黄既可辅佐威灵仙活血通络，又可助香附调理气机，诸药相伍共奏熄风、化痰、通络之功。

治疗中，根据临床表现，审证求因，视其风痰瘀三者孰轻孰重，或以熄风为主，辅以化痰通络；或以化痰为主，辅以熄风通络；或以通络为主，辅以熄风化痰，既注重风痰瘀同治，又要辨别主次，分清用药之轻重。

三、后遗症期重益气养阴

中风病后遗症期以本虚为主要表现，其本虚无外脾肺气虚及肝肾阴虚。在本病的不同阶段，有些患者以脾肺气虚为主，有的则以肝肾阴虚为主，但纵观整个病程，皆呈现出气阴两虚的临床表现，故治疗应以益气养阴为主，药选黄芪、党参、白术、生地、知母、百合、当归、玄参等品。临证时，根据体征分清气虚、阴虚的主次，使之用药有所侧重，并配以化痰祛瘀通络之品，常能收到较好的疗效。

四、外洗疗法以熄风通络

外洗法治疗中风病近年来受到足够的重视，经过长期的临床实践，自拟熄风外洗方，经临床运用，效果颇佳。本方的主要功效是温通血脉、舒筋活络，其有三大好处：①促进患肢的功能恢复；②减轻患肢的疼痛、肿胀；③防止褥疮的发生。

附：秘验方介绍

熄风外洗方

【组成】桂枝30g　防己30g　川牛膝30g　豨莶草30g　鸡血藤30g　伸筋草30g　桑枝30g　红花12g　吴茱萸20g

【功效】温通血脉、舒筋活络。促进患肢的功能恢复，减轻患肢的疼痛、肿胀，防止压疮的发生。

【主治】中风后遗症期。

【用法】水煎熏洗患侧肢体。连用3～6个月。

【加减】血瘀重者加威灵仙以活血通络，再加酒制大黄亦可辅佐威灵仙活血通络；气阴两虚者药选黄芪、党参、白术、生地、知母、百合、当归、玄参等品，临证时，根据体征分清气虚、阴虚的主次，使之用药有所侧重。

【方解】防己祛风行水；桂枝温经通阳，能去风寒湿邪、温经通络而缓解疼痛；牛膝，补肝肾，强筋骨，又能通血脉而利关节，性善下走；红花活血化瘀；吴茱萸散寒止痛，豨莶草、鸡血藤、伸筋草、桑枝舒筋活络。

【点评】陆老积数十年临床经验，致力于中风病的研究，成绩卓著。自拟的熄风外洗方，对中风后遗症患者临床可有辅助治疗作用。

（张冬梅　整理）

二期三证辨治中风病 张沛虬

张沛虬,男,1916年生,浙江宁波人,1938年毕业于上海新中国医学院(今上海中医药大学),为全国首批老中医药专家学术经验继承工作指导老师,曾任宁波市中医院副院长,宁波市中医药学会副会长。张沛虬从医70载,熟谙岐黄之术,治学严谨,学验俱丰,先后编著出版了《中医临床备要》《药对经验集》《仲景方临床应用》《中医痹病治疗学》等专著。张沛虬倡导辨证与辨病相结合,擅以重剂猛药起沉疴,善用虫类搜剔之品蠲顽疾,巧选经方对药治杂病,他的众多著述和临证经验堪称中医理论和临床实践结合的典范。

一、依罹患部位分三证

(一)中经证

口眼㖞斜,肢体麻木沉重,活动受限,或半身不遂,语言不清,舌质正常或偏紫,苔薄白,脉细滑或弦滑。

(二)中腑证

半身不遂,继则口眼㖞斜、舌强语謇,有短暂神情迷茫或意识轻度蒙昧,舌质暗红,苔黄腻,脉弦滑或细弱。

(三)中脏证

一侧肢体偏废或兼拘急,神志模糊,半身不遂,舌强不语,吞咽困难,口眼㖞斜等,舌苔黄腻,脉弦滑或沉细。

临床所见缺血性中风以中经为多，兼有中腑证，中脏则较少见。

二、根据病程分二期

根据病程长短而分，如发病在3个月以内的则为发病早期，病程在3个月以上的则为后遗症期。张氏根据两期中各自的临床表现，按照中经、中腑、中脏的不同类型，采用相应的治疗方法。一般发病早期选用经验方活血化瘀汤加减。后遗症期用自拟经验方益气活血汤增损。

对中风分为二期三证的证候进行治疗观察，既有规律性又有灵活性，颇切临床实用。如发病早期中脏型病例，初诊时神志呈昏迷状态，半身不遂，经治疗好转，仅遗留轻度偏瘫，其后作中经型治疗收功；亦有在起病时为轻度一侧肢体运动不利，口眼㖞斜，属中经证，而后受精神因素影响使病情恶化，由中络转为中脏。所以各证之间，在病程衍变阶段中可以相互转化，并非一成不变。

中风发病早期多见标实，后遗症期多见本虚。标实常为腑证，急则治标。若素体壮实者，当以重剂通腑去积，与化瘀药合用，邪去则正气来复。后遗症期，乃由实转虚阶段，则见肝肾不足，中气虚惫。虚则气滞，气滞则血瘀，以益气与活血并用，使"气行则血行"，瘀阻得通，偏瘫可逐步恢复。

附：秘验方介绍

1. 活血化瘀汤

【组成】丹参30g 鸡血藤30g 赤芍10g 红花5g 牛膝15g 地龙15g

【功效】活血化瘀。

【主治】中风病发病早期。

【用法】水煎服，每日1剂，日服两次。

【加减】 若中脏，出现神识昏迷，九窍闭塞者，先用牛黄清心丸，用竹沥化服；若中腑，风痰上扰，腹实者，加大黄、枳实、玄明粉；若中经，半身不遂，痰涎壅盛者，加陈胆南星、半夏；舌强不语，加远志、石菖蒲；抽搐，加全蝎、蜈蚣，随症酌用。

【方解】 丹参、赤芍、红花、鸡血藤、牛膝等血分药，佐以地龙熄风化瘀通络，共奏、活血、化瘀、通络之效。

【点评】 中风发病早期多见标实，以瘀血阻滞为主，故立此活血化瘀汤，急则治标。若素体壮实者，亦可重剂通腑去积，与化瘀药合用，邪去则正气来复。

【验案】 郑某，男，64岁。

1天前语言不清，轻度口眼㖞斜，次日突发右侧偏瘫，痰鸣气粗，呈半昏迷状态。经某医院诊断为脑血管意外，观察治疗5天后，转至中医诊治。症见半身不遂，颜面瘫痪，神志模糊，血压21.3/12kPa，胆固醇7.2mmol/L，心律齐，心率80次/分，肝未触及，右侧肢体活动障碍，舌尖红边紫，苔薄黄，脉弦滑。属中风的发病早期，中脏型，系因风火瘀阻心窍。当投活血化瘀汤加味。处方：丹参30g，鸡血藤30g，赤芍10g，红花5g，牛膝15g，地龙15g，牛黄清心丸两粒，分两次用竹沥化服。

服药3剂后，神志渐清，症势化险为夷。继用前方加全蝎、归尾等药加减，进服三五剂后，言语清晰，能下床活动，调理两月余基本恢复，1年后随访已参加劳动。

2. 益气活血汤

【组成】 黄芪30g　丹参30g　当归10g　桃仁10g　红花10g　赤芍10g　川牛膝15g　地龙15g　制全蝎3g（研吞）　蜈蚣3g（研吞）

【功效】 益气活血。

【主治】 中风病后遗症期。

【用法】 水煎服，每日1剂，日服两次。

【加减】如兼肝阳上扰，配以柔肝潜阳之钩藤、石决明；语謇神呆，加远志、石菖蒲；痰多加制半夏、陈胆南星；阴虚眩晕，口舌干燥，酌加地黄、首乌、枸杞子、桑寄生等。

【方解】以大剂黄芪益气为主；辅以当归、桃仁、红花、赤芍、丹参、牛膝行血活血；佐以地龙、全蝎、蜈蚣镇肝搜风、化瘀通络。共奏益气、活血、逐瘀、通络之效。

【点评】中风后遗症期，乃由实转虚阶段，多见肝肾不足，中气虚惫。虚则气滞，气滞则血瘀，以益气与活血并用，使"气行则血行"，瘀阻得通，偏瘫可逐步恢复。

【验案】冯某，男，67岁。

4个月前，右侧肢体瘫痪，现仍不能动。患者形体素来丰盛，自汗，言语不清，口眼㖞斜，面色灰黯，神清，口角流涎，舌质紫苔腻，血压21.9/12.3kPa，心律齐，心率85次/分，肝脾未触及，证属中风后气虚血瘀，络脉痹阻。用益气活血汤加味。处方：黄芪30g，丹参30g，当归10g，桃仁10g，赤芍10g，姜半夏10g，陈胆南星10g，川牛膝15g，地龙15g，制全蝎3g（研吞），蜈蚣3g（研吞）。

以上方加减连续服用约70剂，能下床步履，口眼基本转正，语言渐清。

（刘小燕　刘海艳　整理）

解郁通障法治疗中风病

陈苏生

陈苏生，男，1909年生，江苏武进人，16岁时，经介绍至上海名幼科沈仲芳之门下，从师3年，后又拜钟符卿先生为师。1943年拜识了祝味菊先生，列于祝氏门下。为首批全国老中医药专家学术经验继承工作指导老师。1955年调往中国中医研究院进行筹建工作。1961年下放新疆自治区中医院，返沪后，被聘为卢湾区中心医院、市第一结核病院中医顾问，1995年被评为"上海市名中医"，所录临床学习笔记仿《皇帝内经》问难的体裁，辑成《伤寒质难》一书，首创"五段八纲"学说。

在现有的"理""法"指导下去运用常规的验方达药，此为知常。然方药固有定式，却非一成不变，于临证时根据病情具体变化选择用药，而不是按图索骥，此即为达变，亦即辨证而施治也。以余所宗之"解郁通障"治则为例，亦即从知常达变而来，系针对现实的人，从整体角度予以调理。须知各种医疗方法学术观点之形成，无不与为医者所处之时代、环境密切相关。倘金元时期没有民众之食不果腹、颠沛流离，便不可能产生东垣之脾胃学说。而今之民众，大多非营养之不足而是营养之过剩。特别是小儿，至多是娇生惯养而吸收不佳致机体抵抗力之不足，亦即抗力之障碍。障碍者，郁滞也。郁滞不流通自须解郁通障。

郁滞之部位不同，所用之方自亦有别。如脑子里有郁，不管是积液、血肿、肿瘤，以柴牡三角汤加对症药主之；胸膈呼吸系统以二麻四仁汤为基本方；心血管疾病以风心保安汤、舒冠顺气汤为基本方；肝胆系统或整体之障碍，则应之以疏肝和络饮。总而言之，生机之要点在于气血运行通达无碍。故余主张以通为用，以祛障为手段，以调和为目的。此即常用以上几张方子之因由。或有人讥为不知变化，实不知古人以方应病者早亦有之。只要掌握病机分类，用之自无大错。如气虚之四君汤、血虚之四物汤，依据病机分类，有其病机即用其药，方子大同小异又何需惊诧？处方给人服用，服后舒适便中契机。只要胸中有大局，掌握整体观，而又注意辨证论治，亦即知常而达变，自然得心应手。当然，以之为基础之验方达药则非长期积累不能有成了。

中风是以卒然昏仆、不省人事，伴口眼㖞斜、半身不遂、语言不利或不经昏仆而仅以㖞、僻不遂为主症的一种疾病。属现代医学之脑血管意外范畴。根据《素问·调经论篇》："血之与气，并走于上，则为大厥，厥则暴死，气复返则生，不返则死。"《素问·生气通天论篇》："阴气者，大怒则形气绝，而血郁于上，使人薄厥。"等论述，可见数千年前祖国医学即已知本病之病变部位主要在头部。虽然其后历代对本病之病因的立论有内、外之不同，病机有虚（阴虚、气虚）、火（肝火、心火）、风（肝风、外风）、痰（风痰、湿痰）、气（气逆）、血（血瘀）之别，总而言之，总是由脑部血液循环所引起。柴牡三角汤对于出血性或缺血性中风，或脑部血循环障碍所引起的各种脑病，都有较好的疗效。特别是上盛下虚之人，运用宣畅气血，清除脑内积瘀与潴液，从而调整脑部血行障碍，对逐步恢复脑功能，改善后遗症，有良好的作用。

❍ 附：秘验方介绍

柴牡三角汤

【组成】柴胡9～12g　生牡蛎30～40g　山羊角15～24g　水牛角15～24g　生鹿角6～9g

【功效】宣畅气血、推陈致新。

【主治】因脑部血流不循常道，凝瘀潴留，以致中风及其后遗症状。

【用法】水煎服，每日1剂。

【加减】（1）当脑出血尚未完全停止前，除遵守医嘱保持安静外，如见头面潮红、意识模糊者，可加用代赭石15g，干生地15g，苎麻根9g。病重者可酌用广犀角6g，磨汁冲服。口噤不能服药者，可用鼻饲。至宝丹亦可用（不排除现代医学抢救措施）。

（2）当脑出血已经停止，仍须防其络创复裂，加用女贞子9g，旱莲草9g，仙鹤草15g（云南白药亦可用）。

（3）中风后，血压仍偏高，头痛头晕，泛恶，拘急者，可加用石决明30g，代赭石15g，干地龙9g，生牛膝9g。

（4）中风后，口眼㖞斜，语言謇涩，半身不遂者，可加用明天麻9g，僵蚕9g，决明子9g，茺蔚子9g，郁金9g，石菖蒲9g，钩藤12g，全蝎4.5g。

（5）中风后，痰涎壅滞，时时搐搦，咳利不爽者，可加用陈胆南星6g，天竺黄9g，郁李仁9g，栝楼9g，淡竹沥1支（冲）；大便闭结不下者，可加用生川大黄9g（后下），以得下为度。

（6）中风后，余热不退，或有感染，汗出热不解，口干舌绛者，可加用土茯苓30g，忍冬藤24g，连翘9g，白薇9g，丹皮9g，山栀9g，合欢皮24～30g。

【方解】柴胡宣畅气血，推陈出新。生牡蛎潜阳软坚，消痰行水。柴牡同用，无升阳僭逆之患，有降泄疏导之功。不仅通血道，亦走水道，故举以为君。山羊角代羚羊角，能平肝熄风，善解脑血管之痉挛。水牛角代犀角，能清心凉血，治神志昏迷，起醒脑解毒作用。生鹿角能行血消血肿，古人有用一味生鹿角碾末，醋调敷乳痈立消者，故以之移治脑部凝血留瘀，起潜移默化之效。五味药合而为方，对脑部气血郁滞，水液潴留，有疏通消散作用。

【点评】本方是陈老先生遵解郁通障治则所立的治疗中风的经验方，适用于出血性或缺血性中风，陈老先生所列本方之加减法则，体现了他灵活的用药经验，足资借鉴。

【验案】徐某，男，62岁。

患者1989年第二次中风。脑CT提示为多发性脑梗死。诊见患者体丰，神志昏迷，四肢活动不利，以左半为甚。便秘，口干欲饮，舌红绛中裂，脉弦细而数。此乃因痹中病灶深邃，残瘀凝液未能速解，乃致于此。当予平肝熄风、化瘀解凝、开窍泄热佐以通腑，与柴牡三角汤加味：柴胡9g，生牡蛎30g，山羊角15g，水牛角15g，生鹿角6g，土茯苓30g，忍冬藤24g，连翘9g，白薇9g，茺蔚子9g，决明子9g，女贞子9g，郁金9g，石菖蒲9g，枳实9g，生大黄9g（后下），夜交藤15g。

3天后便通，神识渐清，纳呆。原方去生大黄、枳实，加苍术、川厚朴、知母。7剂后纳渐增，便畅，寐安，口干、舌绛中裂均有明显好转。继以原方加减，隔日1剂，前后诊治5月余，肢体活动渐趋正常。后经随访，病情未见反复。

（林 雪 整理）

从瘀热论治中风　周仲瑛

周仲瑛，男，1928年生，江苏如东人。家世业医，幼承庭训，随父周筱斋教授学习中医，曾就读于上海中国医学院（中医师进修班）。1947年毕业后，悬壶济世，1955年入南京中医进修学校进修（南京中医学院前身）。为首批全国老中医药专家学术经验继承工作指导老师。现任南京中医药大学教授、主任医师、博士生导师。提出辨证和辨病相结合不仅是提高疗效的关键，还是中医科研必须重视的思路和方法。主持编写《中医内科学》等多部教材，创建内科学总论，确立以脏腑为辨证核心、内科疾病系统分类的基础，首倡"脏腑病机证素辨治"新论。

缺血性中风属于中医"中风"之范畴，每由情志郁怒、饮食不节、劳累过度、气候变化等多种因素使内风动越、痰阻脉络、气血失调而导致。对于缺血性中风的诊治应该从"瘀热"着手，灵活运用凉血通瘀法能收奇效。

一、病因病机

瘀热阻窍是缺血性中风的中心病理环节，风、火、痰、虚皆是因瘀热而起。素体痰湿壅盛，气血运行不畅，血行迟滞，瘀而生热，瘀热相搏，升腾于上，气血壅滞，蒙蔽清窍；或大病不愈，久病入络，有形之瘀留滞，一旦遇到气火亢逆之因，则随火热直冲犯脑，阻闭脑络，蒙蔽清窍。由于脑主神明，为至清之府，喜静谧而恶动扰，一旦受侵，即可造成多种病变，甚至危及生命。瘀热是由瘀血和火热相互搏结而成，因此兼具瘀血和火热两者的特征。其得火热动越之性，故而能流动上窜，直冲犯脑，灼伤脑络；其得瘀血凝着之性，故而能阻滞脑络，郁闭神机，蒙蔽清窍。瘀热阻窍势必进而化火、生风、酿痰，表现各自的临床特点，且常互为因果。风、痰、火、虚，皆因于瘀热。血分瘀热，搏结不解，则热愈炽，瘀益甚，气机愈壅，进而化火、生风、生痰（水），三者互为因果、相互兼夹，表现出"火动风生""风助火势""痰因火动""风动痰升""气滞津停""血不利则为水"等病理演变，终致风火相煽，痰瘀闭阻，进一步加重瘀热阻窍的病势。同时瘀热炽盛，必然燔灼阴津，耗伤正气，因实致虚，使肝肾暗伤。瘀热留滞不去，势必损害脑元，滞碍神机。最终都会导致瘀热互结为患，阻塞脉道，使得血行不畅，造成各种神经功能缺失的症状与体征，神昏偏瘫，由是而成。

二、辨证论治

（一）急性期

1. 肝肾下虚，清窍失养，痰瘀上蒙　症见头重如蒙或头痛，言语謇塞，肢体麻木或行走不利，目涩口干，腰酸腿软无力，脉细弦或细。治法：补益肝肾，益气养血，化痰祛瘀。方药制何首乌、制黄精、续断、枸杞子、桑寄生、僵蚕、丹参、炙远志、石菖蒲、泽兰、泽泻、益智仁、党参、郁金。

2. 气虚血滞，痰瘀阻络　症见头昏且重，肢沉乏力、麻木或偏冷，或有心悸动则更甚，舌质淡或有瘀斑、苔薄腻，脉细滑。治疗：益气活血，化痰通络。方药：炙桂枝、赤芍、当归、黄芪、土鳖虫、炙水蛭、桃仁、红花、续断、胆南星、炙僵蚕、乌梢蛇、蜈蚣、天花粉、泽兰、泽泻。

3. 心肾交亏，气阴两伤，痰瘀上蒙　症见头昏头痛，言语不利，神识昏蒙，口干，偶有心悸、胸闷痛，苔薄白、质暗紫，脉细滑。治法：交通心肾，益气和血，活血化痰。方药：党参、黄芪、当归、丹参、麦冬、石菖蒲、淫羊藿、太子参、川芎、炙远志、炙甘草、黄精、罗布麻叶。

4. 肝肾亏虚，痰瘀上蒙，内风扰动　症见头重昏蒙，肢体麻木或行走不稳或肢抖，舌质红，苔薄腻，脉细滑。治法：补益肝肾，化痰活血熄风。方药：天麻、川芎、葛根、白蒺藜、枸杞子、炙僵蚕、胆南星、地龙、炙水蛭、桑寄生、续断、鬼箭羽、制首乌、制黄精、海藻。

（二）慢性期

1. 正虚邪实、虚实夹杂　中风乃本虚标实之证，病初风阳痰火、气滞血瘀等实邪较盛。治以祛邪为主。急性期过后，正虚显现，此期往往正虚邪实、虚实夹杂，治以扶正。还需祛邪，达到扶正而不助邪、祛邪而不伤正的目的。《景岳全书》所云："攻但可用于暂，不可以收缓功；补乃可用于常，不可以求速效。"论祛邪，则云："贵乎察得其真，不可过也。"论扶正，云："贵乎轻重有度，难从简也。"说明虚实夹杂时，用药之法之度的难于把握。此期的辨证选药补虚常用枸杞子、沙参、生地黄、怀牛膝、桑寄生、何首乌、黄精、淫羊藿、金毛狗脊、续断、太子参、西洋参、黄芪、当归、白芍等补而不腻、温而不燥、益气而不壅、补血而不留瘀之品；祛邪常用天麻、潼蒺藜、白蒺藜、白僵蚕、半夏、白附子、川芎、姜黄、桃仁、丹参、泽兰、水蛭、香附、枳壳、玫瑰花、防己等攻而不过、凉而不凝、行气而不耗气、活血而不动血之品。

2. 多脏同病，肝肾为主　肝肾亏虚是中风之本，而肝为将军之官、肾为先天之本，乙癸同源，为五脏之根，故中风一旦发生，势必牵动五脏，全身受病。只是因主次、先后及个人体质的不同，各脏腑病症、兼夹、轻重的显现不同而已。如临床上有见肝肾亏虚、心肾同病者；有肝火上扰、瘀热腑实者；有肝气乘脾犯胃者；有肝肾亏虚，气阴两伤，心肾不交者；有肾不纳气，肺失清肃者。但总以肝肾同病为主，从中风后遗症缠绵难愈这一点可得到反证。

3. 祛风化痰，调和气血　中风慢性期病情徘徊于中经络阶段，不似急性期风阳暴动、气血上逆、清窍昏蒙之风象，多见肢体麻木、步履蹒跚、言语謇涩、口眼㖞斜、半身不遂等内风暗动之风象。故祛风之药较为重要。一般用天麻、蒺藜、僵蚕等较平和之品，全蝎、蜈蚣等搜风之品多不用，即使应用，也从量少入手，中病即止。

在临床中，本病的证型比较复杂，单纯的肝肾不足、肝阳上亢或痰瘀互结证型实属罕见。一般而言，急性期以平肝化痰熄风为主，佐以益气活血；慢性期以益气活血为主，佐以化痰通络；缓解期以平补肝肾、针对虚损加以补之，扶正祛邪。在病程中，还应该结合患者的原发病予以积极调治，以达到标本同治之目的。因本病以肝肾心阴阳失调、气虚血涩、清窍失养为本，故在以气虚血涩证为主要表现时，应首选补阳还五汤治疗为基础方。在运用黄芪时，因病施量，常为20～30g左右，过量则易阳亢，量少又不能达到益气活血之目的；另一方面，如能佐以党参、太子参等更有利于推动宗气的运行。若以肝阳上亢证表现突出时，平肝与滋阴必须并用，以达阴平阳秘之目的。平肝要常用天麻、钩藤、僵蚕、罗布麻叶等甘平之品，大辛大寒之品一般少用，以免进一步损伤阳气，加重气虚血涩；滋阴药一般以枸杞子、天冬、麦冬、黄精、何首乌等滋而不腻之品为主，以免妨碍气之运行。故在治疗上对疾病一定要辨证准确，因病施治，圆机活法，不可师古泥古。

附：秘验方介绍

1. 凉血通瘀汤

【组成】熟大黄10g　水牛角片30g　赤芍15g　生地20g　丹皮10g　地龙10g　三七5g　石菖蒲10g

【功效】凉血化瘀、通腑泄热。

【主治】症见神昏、躁扰不宁或昏蒙不语或神志恍惚欠清；半身不遂，肢体强痉拘急，口眼㖞斜，舌强语塞；腹胀硬满，便干便秘；身热；面色红或深紫；舌质深绛或紫暗，苔黄；脉弦滑数或结。

【用法】水煎服，每日1剂。

【加减】便秘者改熟大黄为生大黄6~10g。

【方解】大黄为君，苦寒清热泻火，凉血化瘀，通腑泄热；水牛角为臣，其咸寒之性，功类犀角，长于清热泻火，凉血止血。两药相合互补，更能加强凉血化瘀作用。佐以生地甘寒滋阴生津，清热凉血，以治瘀热相搏所致之伤阴耗血。再佐三七、赤芍、丹皮，凉血活血，和营泄热以增药效；更佐地龙舒筋活络通瘀并引诸药直达病所。并入石菖蒲为使，芳香走窜，开窍醒神，引药上行。

【点评】实验证明本方的作用机制是通过增强脑细胞膜离子泵活性，减轻组织钠钙离子浓度异常升高，调节TXA_2、PGF_{1a}系统，调节甲状腺轴激素水平，清除氧自由基，稳定生物膜，保护细胞超微结构和功能，从而减轻脑组织损伤，促进吞噬细胞吞噬，促进胶质细胞修补病灶。

【验案】患者，女，78岁。

2007年4月22日因"突发右侧肢体麻木无力，言语不能5小时"就诊。初诊时见：躁扰不宁，手足心热，腹胀满，3日未解大便。面色暗红，右侧半身不遂，右上下肢肌力Ⅰ级，口舌㖞斜，舌质暗红，苔黄厚腻，脉弦滑细数，血压26.7/16kPa（200/120mmHg）。既往有高血压病史30年，急查CT见左侧额颞叶模糊低密度影，头颅磁共振增强弥散项见左额颞叶新发长信号梗死灶。西医诊断为脑梗死（急性期）、高血压病。时患者意识从躁扰不宁渐见神昏，并有循衣摸床之征。中医诊断为中风中脏腑，辨证为瘀热阻窍，予凉血通瘀方口服。处方：熟大黄6g，生大黄6g，水牛角片30g，赤芍15g，生地20g，丹皮10g，地龙10g，三七5g，石菖蒲10g，水煎服，每日1剂，分早晚两次鼻饲。并用降压药及拜阿司匹林常规服用。半月后患者意识清楚，能含糊言语，瘫痪肢体肌力明显提高，达到Ⅲ级，二便通调，舌红苔微黄，脉弦。继续原方服用20天，患者言语较前又有所转清，已能在搀扶下行走，复查头颅核磁见病灶稳定，后转为功能康复。

2. 祛风涤痰通络汤

【组成】 制白附子10g　炙僵蚕10g　法半夏10g　制南星12g　炙全蝎6g　炮穿山甲6g　钩藤15g　豨莶草15g　制大黄5g

【功效】 祛风涤痰、化瘀通络。

【主治】 证属缺血性中风肝肾亏虚，风痰阻络证。症见半身不遂，痰多咳吐困难，口眼㖞斜，烦躁，舌暗、苔薄，脉弦滑。

【用法】 水煎服，每日1剂。

【加减】 可加炙水蛭、桃仁活血化瘀，桃仁兼能通便；配地龙血肉有情之品，清热通络兼能化痰；知母、白薇清虚热；浮小麦、石斛益气养阴，合用获止汗之效。

【方解】 本方以牵正散为主药，重在祛风涤痰通络；配以制南星、法半夏、炮穿山甲、豨莶草加强祛风、涤痰、通络利关节力度；以钩藤平肝熄风通络；腑气不通，则痰浊、瘀血之邪无排泄之途，使实邪肆虐更甚；以制大黄通腑泄浊兼能化瘀使邪毒外排。

【点评】 缺血性中风风痰瘀阻证乃因平素肝肾阴亏于下，阳亢于上，引动肝风，痰随风动，痰浊阻碍经脉，气血运行不畅，气血瘀滞，脉络痹阻，而致肢体萎废不用，故见半身不遂；痰浊阻于面络，可见口眼㖞斜；痰浊阻于舌络，可见舌强语謇，吞咽不能，饮水呛咳，咳痰不出。痰瘀闭阻脑络为主要病机，且贯穿于本病始终。故治以祛风涤痰，化瘀通络。

【验案】 陈某，男，62岁。2005年2月23日初诊。

家属代诉：既往有房颤、早搏病史，2004年2月第一次脑梗死，经救治无后遗症。2004年3月第二次复发，病灶在右侧脑部。2005年1月第三次脑梗死。诊见：吞咽不能，构音障碍，舌僵语謇，左侧半身不遂，下肢稍能活动，呛咳，有痰不能咳吐，口眼㖞斜不显，血压正常，烦躁，舌暗、苔薄，脉弦滑。辨证属风痰瘀阻络。治以祛风涤痰，化瘀通络。处方：制白附子、炙僵蚕、桃仁、地龙、法半夏、石斛各10g，制南星12g，炙全蝎、炮穿山甲各6g，钩藤、白薇、豨莶草各15g，制大黄5g，炙水蛭3g。7剂，每天1剂，水煎服。

3月1日复诊：家属代诉，药后诸症尚平，日来汗多，咳嗽转显，餐后尤剧，烦躁易怒，流涎较前减轻，吞咽尚顺利。效不更方，加知母10g，浮小麦30g，鲜竹沥水（兑入药汁）1支。7剂，如法煎服。

3月8日三诊：家属代诉，诸症明显好转，未诉明显不适。再守方续服14剂以巩固疗效。

（任洪亮　整理）

补肾化痰法治疗缺血性中风

郑绍周

郑绍周,男,1938年生,河南郑州人,1964年毕业于河南中医学院中医系,第三批全国老中医药专家学术经验继承工作指导老师。曾担任河南省新药评审委员会委员、河南省急救医学会副主任委员、郑州市神经内科医学会副主任委员。擅长于中枢神经系统脱髓鞘疾病、脑血管疾病、周围神经疾病、癫痫、运动神经元性疾病、格林—巴利综合征、头痛、头晕、失眠等各种神经系统疾病。在国家级及省级刊物上发表论文三十余篇。撰写了《中风急症》《中医内科急症临床》《实用中风病大全》等著作。科研上,几十年来,作为主要承担者,完成十几项国家、省局级课题,并多次获奖,研制的"息痛颗粒"三类新药为国家科委1997年重大攻关项目,目前承担省科技厅科技攻关课题两项、省教育厅科技攻关课题两项。

肾虚血瘀痰阻是贯穿缺血性中风发生发展全过程的基本病机,补肾化痰活血是治疗缺血性中风的基本大法,但是应根据各期的具体病机特点,灵活运用。

一、中风先兆,补肾为先,佐以化痰活血

肾虚为本,肾虚导致痰瘀内伏是中风先兆的发病基础。肾虚为衰老之根本,"年过四十而阴气自半",故本病多发于中老年人,或将息失宜,或饮食不节,日久伤肾,或久病及肾。肾阳不足,气化无权,失其温煦推动之职,一则血流滞缓而为瘀,一则津液凝聚而成痰。肾阴不足,化火生热,炼液为痰,血热搏结而为瘀。痰瘀内伏,遇感引触,痹阻脑脉,脑髓神机失用,中风发矣。现代医学认为,短暂性脑缺血发作最常见原因是脑动脉硬化,而脑动脉硬化与高脂血症和自由基损伤导致脂质过氧化密切相关。现代研究证明,老年肾虚证血浆中过氧化脂

质、胆固醇明显高于正常人，这就说明了肾虚——血瘀痰阻——中风是一个从一因多果到多因一果的因果链。因此在治疗时要以补肾为主以治本，佐以化痰活血以治标。只有肾气、肾精充足，痰瘀才能渐开，中风之危险因素才能消除。临床常用补肾化痰汤加减：淫羊藿30g，何首乌20g，石菖蒲、泽泻、丹参各15g，水蛭10g。如伴见脾气不足加黄芪30g，党参、炒白术各15g；肾阴虚加黄精30g，女贞子15g，怀牛膝20g；肝阳上亢加天麻、钩藤各15g，石决明30g；痰热腑实加栝楼30g，大黄、芒硝各10g；发作频繁加全蝎、地龙、蜈蚣各10g。

二、急性期，化痰为急，佐以活血补肾

痰瘀互结，痹阻脑脉，脑髓神机失用是缺血性中风急性期的病机核心。脑脉痹阻以后，气机郁滞不畅，阻碍津液敷布，聚而为饮，凝而为痰，痰饮聚集脑窍，反过来更加重脑局部气血瘀滞，进而使病情加重。此期应以化痰祛饮为急，辅以活血补肾。若痰化饮去，脑脉痹阻才能缓解，神机才能渐渐恢复。临床常用化痰通络饮加减：石菖蒲、丹参各20g，泽泻30g，大黄、水蛭各10g，淫羊藿15g。现代动物实验表明，以上方药具有降低脑缺血大鼠毛细血管通透性、减轻脑水肿、改善微循环、抗自由基损伤等作用。如痰饮较重加半夏、泽兰、白芥子各15g；痰饮郁而化热加羚羊角粉（冲）0.5g，鲜竹沥、黄芩各15g；痰热腑实加栝楼30g，芒硝、胆南星各10g；肝阳上亢加天麻15g，石决明、代赭石各30g；神昏者加用安宫牛黄丸鼻饲或静脉滴注醒脑静注射液。

三、恢复期，活血为主，佐以补肾化痰

中风发生超过10个月，即进入恢复期。瘀血痹阻脑脉日久，神机失用为缺血性中风恢复期的突出病机。久病入络，肾虚为缺血性中风发生之本源，痰滞脉道为复中的危险因素。此期应以活血化瘀通络为主，

佐以补肾化痰，以促进神经功能的恢复，预防复中。临床常用通络益元煎加减：黄精、石菖蒲、水蛭、地龙各15g，小白花蛇1条（研末冲服），淫羊藿30g。现代药理研究表明，以上方药具有促进神经功能恢复、明显降低血液凝固性、改善局部血液循环、抗自由基损伤等作用。如气虚血瘀较重加黄芪30g，当归15g，赤芍20g；肝阳上亢加天麻、钩藤、黄芩各15g；肝肾阴虚加龟板10g，女贞子15g，怀牛膝20g。

附：秘验方介绍

复方仙灵脾汤

【组成】仙灵脾15g　菟丝子20g　黄芪30g　白术15g　半夏10g　川芎15g　丹参20g　水蛭10g

【功效】补肾益气、化痰活瘀。

【主治】用于中风病肾精亏虚、痰瘀互阻的患者。

【用法】水煎服，每日1剂。

【加减】若肝火上炎而致头痛头胀、烦躁易怒者加夏枯草、黄芩清泻肝火；昏迷、大便不通者用石菖蒲、大黄以化痰醒脑，通腑泄浊；若中风烦躁、夜寐不宁可加远志、夜交藤养心安神；若见肢体强痉或抽搐则可用全蝎、僵蚕等虫蚁有情之品，飞者升，走者降，灵动迅速，搜剔络中深潜之风邪。

【方解】方中用仙灵脾、菟丝子温补肾阳，黄芪补气升阳，三者相配以增强补肾益气作用；半夏燥湿化痰，白术健脾燥湿，与半夏相配共奏祛湿化痰之功；川芎行气活血，补中兼疏，以防气机壅滞；丹参、水蛭活血化瘀。

【点评】郑教授经过多年的临床探索，提出了"温通"的治疗大法，本方即尊此法而设。

【验案】张某，男，54岁，以左侧肢体活动不利3年，复发并加重6天入院。

患者于6年前无明显诱因出现右侧肢体活动不利,不能行走,无言语及意识障碍。颅CT示:右侧内囊区腔隙性梗死,经住院治疗可扶行走,日常生活能自理。本次发病较前加重,出现半身偏废,言语謇涩,口眼㖞斜,舌质淡暗,舌体大,苔白厚腻,脉沉滑。查体:神志清,形体肥胖,言语不利,伸舌左偏,右侧上下肢肌张力高,肌力Ⅰ级,反射亢进,右巴彬斯基征(+),颅脑CT示:右侧内囊及基底节区多发性腔隙性梗死。诊断为脾肾阳虚,痰浊内蕴,脉络闭阻。治拟温补脾肾,燥湿化痰,祛风通络,活血化瘀。处方:党参20g,白术12g,茯苓15g,制半夏10g,肉桂6g,仙灵脾30g,枸杞子10g,川芎12g,红花10g,全蝎10g,蜈蚣2条,甘草3g,连服15剂,同时进行康复治疗,患者右侧肢体肌力恢复至Ⅲ级,可扶床挪步,加入伸筋30g、川木瓜15g,又服15剂,患者肌力恢复至V级,言语基本流利。后出院以康复治疗为主,并配大活络丹。3个月后随访,生活完全自理,能做简单家务活动。

(冯菲菲 任吉野 整理)

中风治疗经验　焦树德

焦树德，男，1922年生，河北辛集人，首批全国老中医药专家学术经验继承工作指导老师。曾任中日友好医院学术委员会委员、中医教授、主任医师、专家室副主任、博士学位审授委员会委员。曾多次应邀赴日本、美国、新加坡等国讲学，并被聘为日本中医学研究会名誉会长和美国加州中国医学研究院高级学术顾问、美国中医药研究院学术顾问、新加坡中医学院毕业医师协会永久学术顾问，受到国外医界人士高度赞誉。焦老擅治内科疑难重病，疗效卓著。焦老曾主编《简明中医内科学·下卷》《痹病论治学》《实用中医风湿病学》等书和《橘杏春秋》医刊，主审光明中医函授大学高等教材《中医内科学》和《中医老年保健》，参加全国中医学院试用教材《内科学》北京中医学院《内科学》讲义、《中国医学百科全书·中医基础理论》《中医症候鉴别诊断学》《中医食疗营养学》《中医内科》等书。其主要著作《用药心得十讲》和《从病例谈辨证论治》二书，均获人民卫生出版社"优秀作品奖"。1997年出版的《焦树德临床经验辑要》一书，获1999年国家科技图书三等奖。焦老还发表《治咳七法》《心绞痛的辨证论治》《中药临床运用》《尪痹刍议》《尪痹的辨证论治》等医学论文六十多篇。

中风的"风"字，是指本病来势急、发病快、变化多，突然昏仆，不省人事，口眼㖞斜，半身不遂……犹如暴风之疾速、矢石之中的而言，与伤风受寒的"风"字意义不同，不可等同视之。笔者在长期临床中，曾深入学习与运用古今医理和方法，治疗许多中风患者，临床中摸索心得认为中风的病因病机虽然复杂，但总括起来看，以风、火、气、血、痰五项最为多见。可互为因果标本转化，在一定条件下突然发病。总之，本虚标实，上盛下虚是其总病机。

发病期辨证当看神志昏迷与否

一、神志昏迷者，首先要分辨闭证、脱证

1. 闭证　牙关紧闭，口噤不开，两手握固，大小便秘闭，肢体强劲，无汗神昏。兼面红身热，气粗口臭，躁扰不宁，舌苔黄腻，脉象弦数、滑数者，为阳闭。兼面白唇黯，静卧不烦，四肢不温，痰涎壅盛，肢体软缓，舌苔白腻，脉象滑缓者，为阴闭。闭证治宜化痰开郁，活血熄风。阳闭佐以清热，阴闭加重化痰。阳闭可先鼻饲灌服安宫牛黄丸1～2丸；或牛黄清心丸、局方至宝丹。汤药方：羚羊角（先煎）6～10g，生石决明（先煎）30g，生代赭石（先煎）30g，菊花10g，夏枯草10g，牡丹皮10g，赤芍药、白芍药各（先煎）12g，炙龟板（先煎）20g，钩藤30g，天竺黄10g，黄芩10g，石菖蒲10g，远志10g，红花10g。水煎灌服。阴闭可先针刺后再用汤药：半夏10g，化橘红12g，茯苓15g，制南星10g，炒枳实10g，石菖蒲10g，郁金10g，天麻10g，钩藤30g，竹沥汁50ml（兑入姜汁4～5滴）分两次加入汤药内灌服。进汤药前，先急用苏合香丸1～2丸，温水化开，用鼻饲管灌服。

2. 脱证　人事不知，目合口张，鼻息微弱，手撒肢冷，大汗湿衣，大小便自遗，肢体瘫软，口角流涎。舌苔白，脉沉细微弱。急用针刺百会、人中、合谷、足三里等穴。灸气海、关元、膻中等穴。速用人参10～15g，制附子10～15g，山茱萸15～20g，生龙骨、生牡蛎各20g。急煎灌服。

二、神志不昏迷者，有中络、中经、失语等不同

1. 中络　口眼㖞斜，病侧面颊部麻木不仁，感觉迟钝，口角下垂，漱口水从口角外漏，神志正常。舌苔薄白或白，脉象或滑缓或浮滑。西医的面神经麻痹属于此证。治宜散风活络，疏解阳明。常用自

拟经验方正颜汤：荆芥9g，防风10g，白附子6g，白僵蚕10g，全蝎6~9g，白芷10g，葛根12g，红花10g，桃仁10g，炙穿山甲6g，蜈蚣2~3条，钩藤20g。水煎服。另用白芥子细末适量，浓茶水调为稀糊状。先让患者张开口，用针挑刺患侧颊内黏膜出血，挑刺部位为：沿上齿处从内到外挑3针；沿下齿处同样3针；在上下齿中间1行也从内到外挑3针。每针挑刺见微量出血即可，不要刺血太多。然后将调好的白芥末糊，摊在纱布上，贴在患侧面部。10小时后，药力已无，即可拿掉，注意避风数小时。隔两三日贴1次。经过一段时间治疗，绝大多数可以治愈。注意：白芥子末糊摊在纱布上要薄薄一层，不可太厚，以防皮破。

2．中经　神志正常，主要症状是半身不遂，大便秘结或正常，食纳亦可。舌苔多腻，脉象弦滑。或兼有口眼㖞斜，或兼有言语不利。此证属风痰阻滞经络所致。治宜熄风化痰，平肝潜阳，通经活络。常用自拟验方镇肝熄风复遂汤：生石决明（先煎）20~30g，生代赭石（先煎）20~30g，生牡蛎（先煎）20~30g，怀牛膝15g，赤芍药、白芍药各12g，半夏10g，化橘红10g，茯苓15g，胆南星10g，郁金10g，石菖蒲10g，钩藤20~30g（血压高者可后下），红花、桃仁各10g，桑枝30g，全蝎6~9g，炙穿山甲6g。水煎服。另用竹沥汁50~60ml，兑入生姜汁3~4滴，分两次随汤药服。前人有"邪中于经，必归于腑"之论，证之于临床，确有不少患者，大便干结，数日不行，舌苔厚腻者。此证必须用通腑泻热，祛风化痰之法。临证常用三化汤和搜风顺气丸方加减为三化复遂汤：生大黄3~10g，炒枳实10g，羌活、防风、半夏各10g，钩藤20~30g，全栝楼30g，桃仁泥10g，玄明粉（分冲）6~9g。大便通畅后，往往肢体恢复明显加快，但无腑实证者，不能轻投通下药。针刺肩三针（肩髃、肩髎、肩贞）、曲池（透少海）、合谷（透劳宫）、阳陵泉（透阴陵泉）、绝骨（透三阴交）、昆仑（透太溪）。还可与足三里、养老、列缺、丰隆、风市、委中等穴轮流配伍使用。患侧可隔日针1次，如能隔两三日针健侧1次，可以提高疗效。

3. 失语或言语不利 神志清楚，主要是不会说话，或说话不清。因为心、脾、肝、肾四脏的经脉皆于舌本有关，故治疗时注意调整这四脏的气血阴阳。此证属风痰上扰，痰湿阻络，舌本失利。治宜祛风除痰，运脾清心，活瘀开窍。笔者常用的处方是转舌解语汤：半夏、橘红、石菖蒲各10g，茯苓、远志各19g，羌活6g，全蝎9g，苍术6~10g，红花10g，炙穿山甲6g。水煎服。兼有善忘、喜笑者，可加川黄连6g，连翘、木通各6g，紫贝齿6~9g。兼见唇缓、舌笨、流涎、喜卧倦怠，脉滑苔厚腻者，可加木香6g，砂仁6g，蝎尾3g，焦三仙各10g，同时加重苍术、茯苓、化橘红、半夏的用量。兼见下肢乏力、耳鸣、遗尿、舌短者，可加山茱萸10g，桑螵蛸10~15g，紫肉桂3~5g，益智仁6~9g，巴戟天10g。针刺百合、风池、大椎、肩井、曲池、间使、足三里，此12穴可灸可针，可治可防。也可行针风池、肩井、廉泉、天柱、大陵、合谷、通里。

恢复期以活血通络为主

半身不遂时日较长时，应加强活血通络之力，常用自拟经验方是活络复遂汤：桑枝30~40g，红花、桃仁、赤芍药、地龙各10g，皂刺、地鳖虫各6~9g，半夏10g，化橘红12g，茯苓15g，川续断、牛膝各15g，蜈蚣3~4条，钩藤30g，炙穿山甲9g。病重难复者，还可加水蛭3~6g，白僵蚕（或龙虱）3~5g，生大黄3~5g，以破瘀生新。如日久，患肢的脉象明显小于健肢者，可加黄芪15~30g，符合补阳还五汤之意。如出现以下肢无力为主者，还应加重补肝肾之品，如桑寄生、川续断、炒杜仲、生地黄、熟地黄、山茱萸、淫羊藿、巴戟天等。患肢疼痛者，可加服小活络丹。不痛可加服散风活络丸。

言语不利时日较久时，也须加重活血之品。邪退正虚，气血不足时，可适当加用补益气血之品。汤药中还应注意结合运用"转舌散"（全蝎6~9g，羌活6~9g）、"正舌散"（蝎尾梢15~20条，茯苓30g，共为细末，每服3g，温酒送下，或随汤药服）、"转舌膏"（凉膈散加石菖蒲、远志各等份，为末，蜜丸每丸重9g，朱砂为衣，薄荷汤送下，睡前服）之类的方药。

针灸可小心地针哑门，灸人中、大椎。深刺上廉泉（针从下颌颏部下方1寸处，向上刺1.5~2寸，仰头取穴）、廉泉、风池、列缺等穴。

恢复期要注意治养结合，加强生活、起居、饮食、心身等的调养。

附：秘验方介绍

1. 镇肝熄风复遂汤

【组成】生代赭石20~30g（先煎）　生石决明20~30g（先煎）　生牡蛎20~30g（先煎）　怀牛膝16g　胆南星10g　半夏10g　钩藤20~30g（血压高者后下）　全蝎9g　化橘红10g　茯苓15g　赤芍12g　白芍12g　郁金10g　九节菖蒲10g　红花10g　桃仁10g　桑枝30g　炙穿山甲6g

【功效】镇肝熄风、化痰活络。

【主治】中风初起，突然半身不遂。或一侧上肢、或一侧下肢、或一侧上下肢不能自由活动，或瘫软、或拘急、或麻木、或疼痛，或无麻木、疼痛，神志清楚，血压高或不高，能饮食，舌苔白厚，脉弦滑。

【用法】上方水煎服另取竹沥汁50~60ml，加入生姜汁3~4滴，分两次兑入汤药中服。

【加减】一般不作加减，坚持服用全方。必要时可根据辨证酌情加药。

【方解】方中以生赭石镇肝降逆；生石决明养肝阴潜肝阳，生牡蛎潜阳安魂，共为君药。胆南星、半夏、钩藤、全蝎可燥湿化痰熄风；牛膝（配赭石）引风阳心血下行以交于阴中，共为臣药。橘红、茯苓健脾化痰；白芍养血柔肝；郁金舒肝解郁；菖蒲涤痰开窍；红花、桃仁、赤芍活血行瘀而达"血行风自灭"之效；桑枝祛风、通四肢、活经络，竹沥可祛经络之痰，加姜汁既助其辛通之力，又防其寒滑之性，共为佐药。炙穿山甲通经活络，可直达病所，为使药。

【点评】本方以导痰汤和安魂汤加减化裁而成，更加起到镇肝化痰之作用。

2．三化复遂汤

【组成】厚朴10g　炒枳实10g　生大黄10g　羌活10g　防风10g　半夏10g　钩藤20～30g　全栝楼30g　桃仁泥10g　玄明粉6～9g（分两次冲服）

【功效】助三焦气化而通腑泻热、化痰熄风。

【主治】中风半身不遂，大便秘结，数日不行，或面红口臭，小便黄赤，舌苔厚腻而黄，脉沉滑有力。

【用法】上方水煎服。

【加减】一般不作加减，坚持服用全方。上肢不遂者，可加桑枝30g，片姜黄10g，红花10g；下肢不遂者，可加桑寄生30g，怀牛膝12～15g，续断15g。

【方解】本方以三化汤加味而成。厚朴、枳实、大黄通利三焦积滞而复三焦之气化功能，共为君药。羌活、防风、钩藤祛风通络，共为臣药。全栝楼降痰润肠，桃仁活血润燥，共为佐药。玄明粉咸能软坚，通腑泻热而为使药。

【点评】本方以三化汤加味而成。应用了"邪中于经，必归于腑"之论，实为经典方剂。服本方后，若患者大便通畅，诸症均会减轻，肢体活动恢复明显加快，若大便又不通，则肢体活动恢复将无进展。大便通畅后，可酌减元明粉用量，若大便又干结，则须再加量。若无大便秘结，数日不行之症者，勿用本方。

3. 活络复遂汤

【组成】 桑枝30~50g　土鳖虫9g　红花10g　桃仁10g　地龙10g　皂刺6~9g　半夏10g　化橘红12g　茯苓15g　钩藤30g　续断15g　牛膝15g　蜈蚣3~4条　炙山甲9g

【功效】 活血通络、化痰熄风。

【主治】 用于中风恢复期，时日已久，神识如常人，唯遗有半身不遂，久久难复。

【用法】 上方水煎服。

【加减】 一般不作加减，坚持服用全方。对日久难复者，还可加水蛭3~6g，生大黄3~5g，以助破瘀生新。如病久患肢脉象小于健肢者，为病久正虚之象，可加黄芪20~40g，以益气活血。患肢疼痛者，可加服小活络丹。但患肢脉象不小于健肢者，不可加黄芪。

【方解】 本方以桑枝通四肢关节，祛风活络，蜈蚣、地鳖虫破血逐瘀，通经活络，共为君药。红花，桃仁活血通经；皂角刺消痰散结而通经络，通四肢，共为臣药。半夏、橘红、茯苓化痰祛湿，健脾胃；地龙活血通经；续断、怀牛膝补肾，壮腰膝，强筋骨，钩藤清热平肝，熄风止痉，共为佐药。炙山甲通经活络，直达病所，为使药。

【点评】 本方于中风日久时进一步活血通络，化痰熄风，兼补腰肾，壮筋骨，可谓标本同治。

4. 回阳固脱汤

【组成】 人参10~20g　制附片10~15g　生龙骨20g　山茱萸肉15~20g　生牡蛎20g

【功效】 大补元气、回阳固脱。

【主治】 中风脱证，气虚阳脱，冷汗湿衣，四肢厥冷，脉象虚散或细弱。

【用法】急煎灌服。

【加减】一般不作加减，服用全方。

【方解】本方乃参附龙牡汤加味而成。方中以人参大补元气、益气固脱为主药；制附片回阳救逆，以复四肢厥冷为辅药；龙骨、牡蛎收神潜阳，为佐药；使以山茱萸肉敛汗益阴、补肾固脱。用于阳气欲绝、神浮魂散、呼吸欲断之危证。

【点评】中风脱证，元气败亡，治疗亟需益气回阳之品，本方为参附汤化裁而来。"补后天之气无如人参，补先天之气无如附子，此参附汤之所由立也。"大量应用益气回阳救逆之品，同时佐以敛阴药物，诸药详参，或可起死回生。

（徐云龙　整理）

详析病机辨要点，经方时用显效能　　谢兆丰

谢兆丰，男，1924年生，江苏姜堰人，第四批全国老中医药专家学术经验继承工作指导老师，曾任扬州市医学会理事长、市科协副主席，江苏省劳动模范，扬州市劳动模范，江苏省第六届人大代表，扬州市第一、第二届人大代表。擅长诊治肝炎、脂肪肝、胆囊炎、胆石症。主编《时方新用》一书，参编《中医基础》《经络学说简编》等书，发表医学论文一百二十余篇，曾获《上海中医药杂志》论文三等奖、扬州市科技优秀论文奖。

脑梗死又称缺血性脑卒中，是指局部脑组织因血液循环障碍，缺血、缺氧而发生的软化坏死。脑梗死隶属于传统医学的中风之内，传统医学认为是在气血内虚的基础上，因劳倦内伤、忧思恼怒、嗜食厚味及烟酒等诱因，引起脏腑阴阳失调，气血逆乱，直冲犯脑，导致脑脉闭阻或血溢脑脉之外，具有起病急、变化快的特点，好发于中老年人的一种常见病。

中风之后，脏腑虚损，功能失调，病邪稽留日久，正气定必耗损，临床上本虚标实。当然以本虚证较明显，其中尤其以肝风内动夹痰、气虚血瘀、痰瘀阻络、痰热腑实为主。因此，在临床上治疗这类疾病，主要采用熄风化痰、益气活血、化痰通络、育阴荡结之法。

一、肝风内动夹痰证

症见半身不遂，偏身麻木，言语謇涩，眩晕头痛，面红目赤，急躁易怒，口苦咽干，尿赤便干，舌质红或绛，苔薄黄，脉弦有力。此为肝风内动，夹痰中于经络，治拟平肝熄风，化痰祛瘀，方用牵正散加菊花、钩藤、桃仁、赤芍、石决明、丹参、生甘草。

二、正气不足，络脉空虚证

症见半身不遂，偏身麻木，言语謇涩，面色㿠白，气短乏力，口流涎，自汗出，心悸便溏，手足肿胀，舌质黯淡，苔薄白或白腻，脉沉弦或细弦。此属正气不足，络脉空虚，腠理不密，风邪乘虚而入。治宜补益气血，益肾祛风通络。方用补阳还五汤加味：生黄芪、当归尾、地龙、桃仁、红花、肉苁蓉、川芎、赤芍、杜仲、牛膝、天麻。

三、痰瘀阻络证

症见半身不遂，偏身麻木或肢体活动不灵，言语謇涩，头晕目眩，舌质黯淡，苔薄白或白腻，脉弦滑。此属痰浊内盛，流窜经络，治宜涤痰通络，方用控涎丹加味治疗。

四、痰热腑实证

症见半身不遂，偏身麻木或肢体活动不灵，言语謇涩，腹胀便干，甚至几日不行，咳痰或痰多，舌质黯淡，苔黄腻，脉弦滑或弦滑而大。此属腑实痰热，阻于经隧使然。法当育阴荡结，化痰通络，拟增液承气汤加味：玄参、生地、麦冬、地龙、生大黄、全栝楼、玄明粉、胆南星、天竺黄。

附：秘验方介绍

1. 牵正散加味汤

【组成】白附子9g　僵蚕5~10g　全蝎5~10g　菊花20g　钩藤20g　桃仁10g　赤芍10g　石决明30g　丹参10g　生甘草10g

【功效】平肝熄风、化痰祛瘀。

【主治】适用于由于肝风内动而引起的中风恢复期及后遗症期患者，症见半身不遂，偏身麻木，言语謇涩，眩晕头痛，面红目赤，急躁易怒，口苦咽干，尿赤便干，舌质红或绛，苔薄黄，脉弦有力。

【用法】水煎服，每日1剂。连服3～6个月。

【加减】必要时可根据辨证酌情加减。

【方解】白附子味辛性温有毒，主入阳明经，善行头面，祛风化痰止痉，故以为君药。臣以僵蚕、全蝎，二者皆可熄风止痉，全蝎长于通络，僵蚕并可化痰，共助君药祛风化痰止痉之力。上3味为牵正散，此方历来多用于治疗口僻，现取其通络之力，加入菊花、钩藤、石决明以平肝熄风，佐以丹参、桃仁、赤芍活血化瘀，其疾自愈矣。

【点评】内外之风，同祛同效，并加入血肉有情之品，对于病久患者疗效显著。

【验案】高某，男，63岁。

平素无高血压病史，两天前感头昏，左侧半身麻木，手足不能抬举，口眼略㖞斜，言语不利，神志清楚，血压正常，舌苔腻，脉弦细。证属肝风内动，夹痰中于经络，治拟平肝熄风，化痰祛痰，方用牵正散加菊花、钩藤、桃仁、赤芍各10g，石决明30g，丹参20g，生甘草6g。服4剂后，症状好转，继服18剂，告愈。

2. 补阳还五汤加味汤

【组成】生黄芪40～50g　归尾15g　地龙10g　桃仁10g　红花10g　川芎10g　赤芍15g　天麻20g

【功效】补益气血、益肾、祛风、通络。

【主治】适用于由于气虚血瘀引起的中风恢复期及后遗症期患者，症见半身不遂，偏身麻木，言语謇涩，面色㿠白，气短乏力，口流涎，自汗出，心悸便溏，手足肿胀，舌质黯淡，苔薄白或白腻，脉沉弦或细弦。

【用法】水煎服,每日1剂。病程根据患者的症状改善为标准。

【加减】并见肾精亏虚者,可加牛膝、杜仲、肉苁蓉。

【方解】方中生黄芪大补脾胃之元气,使气旺血行,瘀去络通。当归尾长于活血,兼能养血,因而有化瘀而不伤血之妙为臣药。赤芍、川芎、桃仁、红花助当归尾活血祛瘀,地龙通经活络,天麻主一切中风共为佐药。

【点评】本方为补阳还五汤加天麻组成,补阳还五汤重用补气药与活血药相配,气旺则血行,活血而又不伤正,共奏补气、活血、通络之功。精妙之笔在于加入天麻一物,《本经》天麻主恶气,久服益气力、长阴肥健、轻身增年。可见其不仅有熄风止痉之效,更有益气血之功。

【验案】李某,男,51岁。1983年7月16日诊。

患右半身不遂已9月余,久治无效。诊见:精神忧惚,面容呆滞,头痛眩晕,舌强语謇、寝寐不安,夜则昏昏入睡,半日不醒,右侧上、下肢活动不灵,步履艰难,血压23.9/17.3kPa,舌淡苔白,脉浮缓。证属正气不足,络脉空虚,腠理不密,风邪乘虚而入。治宜补益气血,益肾、祛风、通络。方用补阳还五汤加味:生黄芪40g,当归尾、地龙、桃仁、红花、肉苁蓉各10g,川芎8g,赤芍、杜仲、牛膝、天麻各15g,服药5剂后诸症均减轻,继服12剂,右半身已能自由活动。为巩固疗效,嘱继服10剂。3个月后随访,已能操持家务劳动。

3. 增液承气汤加味汤

【组成】玄参25~30g 生地、麦冬各15g 地龙、生大黄各10g 全栝楼24g 元明粉、胆南星、天竺黄各6g

【功效】育阴荡结、化痰通络。

【主治】适用于腑实痰热,阻于经隧引起的中风恢复期患者,症见半身不遂,偏身麻木或肢体活动不灵,言语謇涩,腹胀便干,甚至几日不行,咳痰或痰多,舌质黯淡,苔黄腻,脉弦滑或弦滑而大。

【用法】水煎服，每日1剂。大便通下之后，可酌情去掉或减轻全栝楼、元明粉、胆南星用量。

【加减】本方一般不作加减。

【方解】本方适用于阴精亏虚为本，腑实痰热为标，闭阻经隧，肝风内动之证。方取玄参、生地、麦冬育阴养液，濡润经脉；大黄、元明粉清热荡结；参入全栝楼、天竺黄、胆南星、广地龙化痰通络，治其偏瘫，药力所向，直达病所，故奏效始捷。

【点评】"魄门亦为五脏使"，魄门的启闭直接影响脏腑气机及气血的输布，增液承气，濡润经脉，气血顺畅，不上逆于脑，则元神得养。

【验案】徐某，女，65岁。1976年4月5日初诊。

夙有高血压病，今夜渐感右半身不遂，口眼向左微歪，语言尚利，无恶心呕吐及昏迷，手足心热，口干唇燥，腹部微胀，大便三日未解，苔干黄，舌质黯红，脉弦滑。血压26.6/14.6kPa。此肝肾阴虚、腑实痰热，阻于经隧使然。法当育阴荡结、化痰通络，拟增液承气汤加味：玄参30g，生地、麦冬各15g，地龙、生大黄各10g，全栝楼24g，元明粉、胆南星、天竺黄各6g。服两剂后，大便畅行，血压下降，偏瘫随之好转，后以育阴化痰、活血通络之剂，治月余康复。

（吕志国　任吉祥　整理）

中风病的用药经验

路志正

路志正，男，1920年生，河北藁城人。出身中医世家，幼继家学，14岁进入河北中医学校学习，并拜名医孟正己为师。首批全国老中医药专家学术经验继承工作指导老师。中国中医科学院资深研究员、博士生导师、首届学术委员会副主任委员、广安门医院主任医师、教授。擅长中医内科、针灸，对妇科、儿科等亦很有深造诣。擅长针药并用，同时特别重视食疗，圆机活法，因证而施。主编《中医内科急症》《路志正医林集腋》《痹病论治学》等书。在《中医杂志》等学术刊物上发表论文数十篇。

中风病是猝然昏仆，不省人事，伴有口眼㖞斜，言语謇涩，半身不遂或不经昏仆而仅以㖞僻不遂为主症的疾病。历代医家各有发挥，如《灵枢·刺节真邪论》曰："虚邪偏客于身半，其入深，内居营卫，营卫稍衰，则真气去邪气独留，发为偏枯。"至金元时代，许多医家对外风学说提出不同看法。综合诸家学说，结合临床实践可以看出，中风初期多痰火、肝风为患；中期阴复阳潜，而气虚征象明显；后期多肾精不足。故在治疗上各阶段有所不同，当辨证论治。

一、补气活血宜相机而用

清代王清任从"气虚血瘀"立论，创立了补阳还五汤，成为治疗"中风病"之常用方剂。运用得当确能收效，盖气虚则血运无力，滞涩为瘀，阻滞脉络，筋脉失养，于是拘急偏废不用。故重用黄芪达四两之多，以大补元气。臣以归尾、川芎、桃仁、红花之属活血化瘀，佐地龙通络。而中风初期，多痰火、肝风为患，其治疗本着急则治标之旨，勿急于益气活血，特别是补阳还五汤在中风初起或刚稳定之际宜慎用。风为阳邪，易动、易升、善行而数变，虽暂虚阳稍煞而尚未静止。特别是阴津一时难复，早用或过用补气活血之药，有引动肝风复起之虞。常用清热化痰、平肝熄风、滋阴潜阳、祛湿通络之法。对形瘦色苍、阴虚火旺之躯，即使病程较长，只宜清补，不宜单纯补益。

中风后，待痰火清，肝风熄，阴复阳潜，病情稳定而气虚征象显露时，再投补阳还五汤之类。不过应掌握气虚与血瘀的指征。如面色由红赤转为萎黄或无华；肢体拘急僵硬见缓或软弱无力；口角流涎多而不摄；舌强见柔和；舌质紫暗、瘀斑；苔由黄腻转薄白，则投补阳还五汤不须多虑。如兼痰、火及肝风者，可合熄风化痰清火之药以佐之。大便干燥佐大黄之辈，通腑泻浊等。

二、邪祛虚当扶助正气

缓则治本，是中医辨证论治的重要原则。中风患者，若标实阶段已过，虚阳得平，相火得敛，本虚之症显露，正气虚弱，肾精不足，此时之治，应重视扶正气，益肝肾，养精血，强脾胃，使气充血旺，而肌肉、筋骨得养，对肢体之萎废失灵，僵硬不利均可起到康复作用。"精不足者，补之以味"。常用熟地、制首乌、桑寄生、山茱萸肉以填精益肾；肉苁蓉、巴戟天补肾阳；麦冬、石斛养肺胃之阴而滋水源；石菖蒲、郁金豁痰醒脾开窍；地龙活血通络。在强调先天之本的同时，更重后天之本，应多取仲景、东垣、叶桂诸家之长，重升降，顾润燥，常用羌活、防风、升麻、柴胡、薄荷、葛根合健脾益气之品以升脾阳；用杏仁、杷叶、苏子清养胃阴降胃气；藿香、砂仁芳香化湿，悦脾和胃，升清降浊，时加少量大黄之属，腑气一通，胃气自降。以后天补先天，填补肾精，调理脾胃，可使气血生化有源，促进自身功能的恢复。

附：秘验方介绍

1. 导痰汤合黄连温胆汤化裁

【组成】黄连4g　陈皮10g　茯苓15g　法半夏10g　胆南星6g　枳实9g　石菖蒲10g　郁金10g　酸枣仁10g

【功效】涤痰开窍。

【主治】适用于肝风挟痰热上蒙清窍阻滞经络的中风病急性期患者，主要症状见半身不遂，舌强板滞，语言不清，喉间痰鸣，睡眠不安，心烦自汗，小便黄，大便秘结，舌淡苔黄腻，脉弦或弦大而滑。

【用法】水煎服，每日1剂。连服1个月。

【加减】大便不通者改酒大黄为生大黄，加用芒硝冲服。

【方解】方中胆南星化风痰，半夏降逆和胃、燥湿化痰，枳实破滞气，使痰随气下；陈皮理气燥湿、茯苓健脾渗湿、安神定志，郁金、石菖蒲开窍醒神，黄连泻心火，酸枣仁养心安神。诸药配伍，辅以加减法，更显本方灵活精巧。

【点评】方中导痰汤治一切痰实为病。中风痰盛气壅者，可先用之以破气导痰，然后调其血气，而风无不解矣。黄连温胆汤具有清热、化痰、开窍、醒神、活血化瘀之功效。两方化裁而用共奏涤痰开窍之功。

【验案】张某，男，54岁。2002年6月16日初诊。

患者平素嗜酒，近期心情不畅。5月22日夜间小解，突然昏仆，不省人事。急送宣武医院救治，两小时后开始复苏，诊为"脑出血"。对症处理，住院治疗。后求治于中医。症见右侧半身不遂，下肢肌力Ⅲ级，上肢肌为Ⅰ级，语言謇涩，喉间痰鸣，咳痰不爽，睡眠不安，心烦自汗，小便黄，大便三四日一行，右脉弦而左脉弦大而滑。舌淡苔黄腻，血压22.6/13.3kPa。证属肝风挟痰热上蒙清窍阻滞经络，治宜平肝熄风，涤痰开窍以治其标，导痰汤合黄连温胆汤化裁，药用：黄连4g，陈皮10g，法半夏10g，胆南星6g，枳实9g，钩藤15g，生龙牡各30g，石决明15g，石菖蒲10g，远志10g，僵蚕10g，酒大黄4g，竹沥水60ml（分3次冲服）。

二诊，进药7剂，舌能伸出口外，肢体强直、语謇、自汗减轻，睡眠稍安，大便仍干，苔仍厚腻，血压21.3/12.8kPa。药中病机，上方，去生龙牡、僵蚕、酒大黄改为生大黄5g，加栝楼仁12g，白蒺藜15g，天竺黄8g，共进7剂。

三诊，大便得畅，右侧肢瘫好转，喉中有痰减，仍咳痰不爽，血压140/90mmHg，脉弦小滑，黄腻苔渐退，又进药10余剂。语言单词清楚，右手足已无僵硬感，转为软弱无力，常口角流涎不能自控。舌淡质暗苔薄白，脉细涩。为气虚血瘀之候。补阳还五汤加减。药用：黄芪40g，太子参10g，当归15g，川芎10g，赤白芍各10g，地龙12g，桑枝20g，法半夏10g，胆南星6g，天麻10g，鸡血藤15g，五味子6g，牛膝12g，上方进20剂，血压17.3/10.6kPa。语言清晰，汗出正常，睡眠安，上肢肌力Ⅳ级，下肢Ⅲ级，口角偶有流涎，可缓步而行。经补肝肾、健脾胃进一步调理，加强肢体锻炼。3个月后已能工作。

2. 仿地黄饮子化裁

【组成】熟地10g 山茱萸12g 石斛9g 麦冬10g 肉苁蓉12g 巴戟天9g 石菖蒲9g 郁金9g 豨莶草12g 怀牛膝10g 地龙12g

【功效】滋阴益气、祛痰通络。

【主治】中风患者，若标实阶段已过，虚阳得平，相火得敛，本虚之症已见；或屡遭中风之体，正气渐衰，肾精不足。

【用法】水煎服，每日1剂。连服1个月。

【加减】肾阴虚重者可加制首乌、桑寄生以填精益肾；见肾阳虚甚者可加巴戟天补肾阳；肺胃阴虚者可加麦冬、石斛养肺胃之阴而滋水源。

【方解】用熟地、山茱萸肉以填精益肾；肉苁蓉、巴戟天以补肾阳；

麦冬、石斛以养肺胃之阴而滋水源；石菖蒲、郁金以豁痰、醒脾开窍；地龙、豨莶草以活血通络；怀牛膝活血通络，兼补肝肾。诸药合用共奏滋阴益气、祛痰通络之功。

【点评】《内经》云："精不足者，补之以味"，中风患者，若标实阶段已过，虚阳得平，相火得敛，本虚之症已见；或屡遭中风之体，正气渐衰，肾精不足。此时之治应重视扶正气，益肝肾，养精血，强脾胃，冀其气血充旺，肌肉，筋骨得养，肢体之萎废、瘫软、僵硬均可康复。

【验案】朱某，男，67岁。1982年12月15日初诊。

患者于1981年年底猝发右侧肢体不遂，在附近医院就诊，半月后出院。近来因劳累加之情志不畅又现右侧肢体活动欠灵，麻木，酸胀，未予重视，昨日晨起突发左侧肢体瘫软，不能自主活动，语言不利，急延余会诊。除上述诸症外，并有耳鸣，眩晕，失眠，腰膝酸软，畏寒，四肢欠温，纳呆尚可，便干，舌质暗，苔白微腻，脉沉弦小滑，按之无力。四诊合参，患者年逾六旬，屡遭卒中，精气渐衰，本元气已亏，肾虚水泛，变饮成痰，加之情志怫逆，劳倦过度，致气机逆乱，痰湿阻络，而成风痱之证。治宜滋阴益气，祛痰通络，用仿地黄饮子化裁，水煎服，每日1剂。叠经四诊，以此方进行增损，服至28剂，症见语言清晰，精神见振，眠纳均安，二便正常，左侧肢体功能明显改善，基本可以独立行走，唯饭后易困倦，步履欠稳，舌红苔薄白，脉左来细弦，右脉弦滑尺数。为肾精渐充，宗筋得养，而脾运未复，虚阳未潜之候。议从上法，佐入运脾补肾之品：桑寄生15g，制首乌12g，山茱萸肉10g，炒杜仲10g，怀山药15g，枸杞子12g，丹参15g，丹皮9g，泽泻10g，怀牛膝12g，豨莶草12g，石菖蒲9g。水煎服，每日1剂。上方继进20余剂，后改为隔日1剂，又服10余剂，生活能够自理，完全恢复正常，血压平稳，精力充沛，经访年余，未再复中。

（任洪亮 整理）

活血化瘀疗中风，醒脑复智有侧重

颜德馨

颜德馨，男，920年生，江苏丹阳人。自幼从父江南名中医颜亦鲁学医，复入上海中国医学院深造。为首批全国老中医药专家学术经验继承工作指导老师。先后任上海铁道大学医学院研究室主任，上海铁道中心医院主任医师，上海市中医药工作咨询委员会顾问，上海市医学领先专业专家委员会委员。上海中医药大学、上海市中医药研究院专家委员会委员。学术上推崇气血学说，诊治疑难病证以"气为百病之长""血为百病之胎"为纲，根据疑难病证的缠绵难愈、证候复杂等特点，倡立"久病必有瘀、怪病必有瘀"的理论，并提出"疏其血气，令其条达，而致和平"是治疗疑难病证的主要治则，创立"衡法"观点，为诊治疑难病证建立了一套理论和治疗方法。尤其是运用于心脑血管病领域，颇有成效，发表学术论文二百余篇，著有《餐芝轩医集》《活血化瘀疗法临床实践》《医方囊秘》《气血与长寿》《中国历代中医抗衰老秘要》《颜德馨医艺荟萃》《颜德馨诊治疑难病秘籍》《中华名中医治病囊秘颜德馨卷》《衰老合瘀血》等。

中风以发病急骤，症见多端，变化迅速，与风的善行数变的特征相似而得名。临床表现为猝然昏仆，不省人事，伴有口眼㖞斜、言语不利、半身不遂等症，多由忧思恼怒，饮食不节等，以致阴阳失调，气血逆乱而成。积于多年临床实践，认为中风病，皆与瘀血有关，以此指导临床，颇见良效，整理如下，以兹考证。

一、中风先兆期当益气活血

脑梗死是由于脑血管缺血而产生的脑实质梗塞性病变，属中医"中风病"范畴。梗塞未成之前，往往有先兆症状，相当于短暂性脑缺血发作（TIA），其临床表现为短暂的眩晕、半身不遂、言语謇涩、记忆力一过性丧失、单侧或双侧肢体麻术、伴恶心、呕吐、视物模糊，甚则短暂的意识障碍等。

"中风先兆"为元气渐亏，气虚为本，痰瘀为标。对先兆期的治疗，采用益气活血法，以黄芪、生蒲黄、川芎、苍术制成"中防干膏粉"。方中黄芪补益中气，推动血液循行，达到"气充血活"之目的；川芎具活血行气之功，有散瘀化瘀之力，引药上行，与黄芪相伍，起到益气化瘀活血的作用；蒲黄主入血分，生用善活血化瘀，与川芎同用，借其之上行，对脑小血管循环网络有改善微循环效果；苍术为健脾运脾、除湿化痰之品，既能促进药物吸收又能降脂降糖，与川芎、生蒲黄相配，不仅化瘀活血，并能运脾化湿，祛除痰浊。实验研究证明"中防干膏粉"对促进脂质代谢，降低血中脂质含量，防止血管粥样硬化，增加脑血管血流量，畅通脑血管循环网络，均能起到积极的作用。

二、急性发作期宜疏通脉道

急性脑血管病中，以脑出血最为凶险。脑出血主要来自高血压，发病前高血压使动脉内膜长期过度伸张，加上高血压病人血液中儿茶酚胺、肾素、血管加压素的增高，使血管变得脆弱，发病时血压突然升高，冲击内膜破裂出血。明白了这一机制，止血药物在抢救治疗中可以说全无实际价值。目前提议急性期调整血液内溶凝系统障碍来达到止血目的，运用活血化瘀法是现代治疗脑出血的一个新尝试。急性脑血管病即脑血管急性损害，不论出血性抑或缺血性，必须解除引起脑血管损害的病因，这就叫治本。但在颅内高压威胁生命之际，尽快控制颅内高压危象，抢救病人生命居于治疗首位，即"急则治其标"，只有如此，才能争取时间进行病因治疗。西医承认脱水剂经多次使用后，血管内与组织间隙的渗透压差将愈变愈小，药效愈变愈微，希望通过有效中药帮助解决这一难题。从发病机制分析，颅内高压出现昏迷不是单一因素造成的，包括呼吸道不畅通、血压高而波动、高烧、水电解质酸碱平衡紊乱，如不加有效的控制都有可能变为不可逆性脑水肿而致死。中医古老的方法可资参考：（1）呼吸道不畅通：通关散吹鼻引嚏，稀涎散引吐，鲜菖蒲汁调猴枣散灌服；（2）高血压：熄风宣窍汤（王普雄《医学体用》方）：羚羊角3g，真滁菊9g，明天麻6g，钩藤9g，冬桑叶4.5g，蝎尾2.4g，陈胆南星9g，橘络4.5g，法半夏9g，茯苓9g，鲜石菖蒲根汁10ml，淡竹沥20ml；（3）高热：安宫牛黄丸、至宝丹、紫雪丹，任选一种，凉开水化开灌服；（4）水电解质酸碱失衡：相当于"内闭外脱"，大剂参附合生脉饮：移山参25g，淡附片25g，麦门冬15g，北五味9g。通过临床观察治疗，证明在抢救脑出血患者时应用大黄取得了明显疗效。大黄一药，撤热有釜底抽薪之力，降火有导龙归海之功，入血直能凉血止血、散瘀醒脑，它的醒脑与芳香开窍有异曲同工之妙。实践证明，离经之血不除，出血难以控制；大腑一通，气机由逆转顺，中医虽无"降脑压"一词，而通腑常能达此目的。口服给药不方便，可以鼻饲或灌肠，两小时1次。以上方药有利止血和降压，对减轻脑内血肿形成、防止脑病出现，加速血肿吸收，改善脑部血液循环，改善神经营养代谢，减轻后遗症都有重要作用。

三、后遗期侧重醒脑复智

　　脑梗死后多数患者留有瘫痪、失语、梗死性痴呆等严重后遗症，此乃气血呆顿，精气内损，清灵之府为痰瘀阻滞，脑失所养。此时用药当在疏通脉道的基础上，加促进功能恢复、醒脑复智之品，以利于康复。恢复期介绍两张效方：（1）潜阳滋降汤（张士骧《类中秘旨》方），龟板12g，灵磁石24g，甘菊9g，阿胶9g，黑豆衣9g，女贞子9g，生熟地各12g，蝉蜕4.5g，适用于脑出血惊涛汹涌之势已过，炉焰余火未熄者；（2）神仙解语丹（程国彭《医学心悟》方），白附子9g，石菖蒲9g，远志9g，羌活9g，南星9g，天麻6g，广木香6g，全蝎

3g，共研细末，面糊丸，龙眼大，每服1丸，薄荷汤下，适用语言謇涩、手足不遂、口眼㖞斜诸症。后遗症期，因病程已长，气血呆顿，精气内损，一侧偏瘫，健侧亦感无力，血压不高，脉象细涩，舌质黯淡，边留齿印。中医认为脑为元神之府，髓之海，清灵之府为痰瘀交阻不能与脏气相接，脑失所养。据"脑髓纯则灵，杂则钝"原理订验方新加补阳还五汤，治气虚血瘀效果显著，黄芪30g，当归9g，川芎9g，赤芍9g，桃仁9g，红花9g，酒炙地龙6g，葛根9g，生蒲黄25g，水蛭3g，通天草9g。另一种类型是血虚痰滞，可投生血起废汤（陈士铎《辨证录》方），玉竹60g，熟地30g，当归30g，山茱萸肉12g，茯苓25g，白芥子25g，治血虚左半身瘫痪不用，健肢麻木。

附：秘验方介绍

1. 脑梗灵

【组成】水蛭3g　通天草9g　石菖蒲9g　生蒲黄15g　海藻9g　葛根9g

【功效】祛瘀化痰、疏通脉道。

【主治】中风病痰瘀互阻证。

【用法】水煎服，每日1剂。

【加减】若痰热炽盛，用大黄通腑泄热；若肝阳亢盛，则投以滋阴潜阳之剂，如羚羊角粉、山羊角、生石决明、天麻等。

【方解】方中以水蛭配伍通天草，水蛭味咸性寒，专入血分而药力迟缓，借其破瘀血而不伤气血之力，以祛沉痼瘀积；通天草其气轻清上逸，与水蛭相配，能引药入脑，剔除脑络新久瘀血，使瘀化络通，脑窍复开。石菖蒲配蒲黄，盖石菖蒲禀天地之清气而生，有怡心情、舒肝气、化脾浊、宁脑神之功，为治邪蒙清窍所致神昏、健忘等症要药；蒲黄生用善活血化瘀血，与石菖蒲合用则能祛瘀浊以通脑络，醒心脑以复神明，奏开窍安神、醒脑复智之功。海藻味咸性寒，气味俱厚，纯阴性沉，颇能软坚；葛根气味俱薄，轻而上升，浮而微降，阳中阴也，为阳明经药，兼入脾经，与海藻相配，能引其药入脑，增加脑血流量，软化脑血管。

【点评】药理分析证实，水蛭含水蛭素，功能抗凝，并有扩血管、降低血液黏稠度和增加血流量等多种作用，不论出血或缺血均可运用。水蛭生用粉剂吞服效果尤佳。

【验案】徐某，女，64岁。

有脑梗死病史，经治疗后肢体活动恢复。近月来常感肢体麻木，未予重视，1小时前家属发现病者卧床，右侧肢体不能活动，伴失语，小便使劲，隧由家属送入医院治疗。行头颅CT检查后示：右侧顶枕叶脑梗死（大面积），左侧额叶多发腔隙性脑梗死（新发），查体见：意识模糊，查体不合作，混合性失语，右侧肢体偏瘫，肌力0级。

初诊：因大面积脑梗死入院，平素操持家务，多有烦神。经云："阳气者，烦劳则张。"虚阳易于上越可知也。刻下：神志昏昧，体丰失语，小便自遗，大便三日未行，右侧肢体不用，脉弦滑而数，舌红苔薄。证属风阳上扰，热结胃腑，神机受累，痰瘀阻于廉泉。症势非经，疏防正不胜邪，治以清心醒脑，化瘀通络，泻下泄热。

处方如下：安宫牛黄丸1粒，石菖蒲30g，薄荷9g，煎汤化丸，分次送下。

水蛭3g，大黄（后下）9g，川芎9g，通天草9g，生蒲黄30g，海藻9g，石菖蒲9g，天竺黄9g，僵蚕9g，威灵仙9g，莪术9g，4剂。玳瑁、紫贝齿、石决明各30g同入先煎1小时。

二诊：经投开窍化痰、祛瘀通腑之剂，腑气初通，神色时清时寐，牙关紧闭较前为松，失语，饮食不能吞咽，右侧肢体不用，脉弦滑而数，舌红少津，气阴不足，痰瘀交困，神明受制，故投以神仙解语丹图之。处方：安宫牛黄丸半粒，日1次，开水化服。水蛭3g，通天草9g，生蒲黄15g，通天草9g，石菖蒲9g，天竺黄9g，僵蚕9g，天麻4.5g，白蒺藜15g，远志9g，豨莶草15g，天竺黄9g，郁金9g，浓煎100ml，2剂。

三诊：神色渐次开朗，言语较前流利，唯手足躁动不安，右侧肢体仍不用，脉弦数，舌红苔薄。痰瘀虽有化机，心肝之火仍盛，继以清心热，平肝熄风；处方：羚羊角粉0.6g吞服，1日2次，连用2天。牛黄清心片2片，1日2次。水蛭3g，通天草9g，益母草30g，黄连3g，连翘芯30g，莲子心9g，黄芩10g，茯苓神各9g，明天麻4.5g，珍珠母30g，煅龙牡各30g，钩藤15g，芦根30g，茅根30g，知母9g，黄柏9g，10剂，水煎服。

药后神志已清，口噤除，肢体活动较前为利，烦躁减轻，言语接近正常，出院后门诊随访。

2．新加补阳还五汤

【组成】黄芪30g　当归9g　川芎9g　赤芍9g　桃仁9g　红花9g　酒炙地龙6g　葛根9g　生蒲黄25g　水蛭3g　通天草9g

【功效】益气活血、化瘀通络。

【主治】用于中风经过救治后，留有半身不遂、言语不利等后遗症见有气虚血瘀证者。

【用法】水煎服，每日1剂。

【加减】必要时可根据辨证酌情加药。如肾阴虚者加枸杞子、黄精、山药、知母等甘平之品；肾阳虚者加巴戟天、仙灵脾、补骨脂等药。肢体麻木不仁可加入乌梢蛇。

【方解】本方为王清任所创的补阳还五汤的变通方剂。方中用黄芪补益元气，意在气旺则血行；当归尾活血通络而不伤血；赤芍、川芎、桃仁、红花、生蒲黄协同当归尾以活血祛瘀，地龙通经活络，力专善走，周行全身，以行药力；加入水蛭破血逐瘀之血肉有情之品，使瘀血去，新血生；通天草其气轻清上逸，与水蛭相配，能引药入脑，剔除脑络新久瘀血，俾瘀化络通，脑窍复开。伸筋草配当归舒筋活络，而不燥烈伤正。

【点评】方中除黄芪重用外，还重用伸筋草，此药针对神经元疾病，恢复功能较好，水蛭辅以其他活血药化其经络之瘀滞以疗偏枯痿废乃常用之法。

【验案】乐某，女，65岁。

初诊：偏枯二载，心肝为痰瘀所用，脾胃为湿浊阻滞，头晕时作，言语欠利，神萎嗜卧，偶尔失神，步履无力，需人扶持，口甘食而不知其味。脉细涩，唇萎舌青，亟为祛痰瘀，化湿浊。处方：通天草9g，生蒲黄9g，石菖蒲9g，郁金9g，鹿衔草30g，淮牛膝9g，续断、杜仲各9g，海藻9g，木瓜9g，川芎10g，僵蚕9g，白豆蔻2.4g，檀香1.5g，炒麦芽30g，14剂。

二诊：药来颇能安受，痰浊已得宣化之路，气血初有调达之机，头晕小作，神气较好，但仍嗜卧，纳食较前为增。脉小弦唇舌也渐红，药已中病，继以原制，更进一筹。同上方加水蛭3g，黄连2.4g，黄芪30g，14剂。

三诊：经治以来症情日趋好转，面目清新，嗜卧已除，精神亦较前为振。但肢体活动仍欠灵活，脉小弦，舌红苔薄腻，年高气阴亏虚，肝肾不足，痰瘀阻络。再以原制加味，以期巩固。同上方加生紫菀9g，伸筋草30g，去白豆蔻、檀香、炒麦芽，14剂。上方长期服用，随访1年，病情稳定。

（任洪亮　整理）

急当迅折风火，缓宜权衡补虚

何炎燊

何炎燊，男，1922年生，广东东莞人。何老从12岁起自学中医，21岁起即以术问世。为首批全国老中医药专家学术经验继承工作指导老师。广东省名老中医，东莞市中医院名誉院长，国务院批准为"有突出贡献中医药专家"，享受国务院特殊津贴。现任东莞市中医学会理事长、东莞市科学技术协会名誉主席、广东省中医学会顾问、广州中医药大学兼职教授。何老临床经验丰富，创立了肝、脾、胃并重的脾胃学说思想，扩大了中医下法在危重病抢救中的应用。其运用育阴潜阳法治疗各种疑难杂症，屡起沉疴，为岭南温病学的主要发扬者。创立"伤寒温病融合论"，对肝硬化、尿毒症、冠心病、癫痫等病疗效显著。根据其临床验方研制出的人参胃康片、肝康片、健脾开胃饮、清肺止咳糖浆等中成药，疗效甚佳。至今已发表论文六十多篇，出版专著六本，部分论文多次在俄罗斯、日本等国转刊。

自古以来，方书分中风为闭、脱两大证型。临床所见，闭证多而脱证少，初起即出现脱证者更少。常见之脱证，实乃闭证发展之最后阶段，内闭至极乃急转为外脱，此"重阳必阴"之理也。故闭证救治得当，常可避免脱证之发生。

前贤又将闭证区分为阴闭与阳闭，愚意不必拘泥。阴闭并非阴寒之证，无非所出现外症，较之阳闭有动静之稍异，即风火痰三者孰为主次而已。阴闭阳闭皆属实证。闭开症减之后，再议本虚之治。

一、迅折风火上腾之威，急则治标

自刘河间倡"内火召风"之说，明清以降医家多宗之。如云："风木生于热，以热为本，以风为标，凡言风者，热也。"当然，卒中之成因甚多，而临床最常见之中风阳闭一证，则由于火。患者猝然昏仆，痰潮息鼾，面赤烦躁，口噤失语，项强肢痉，遗溺便秘，脉弦劲，舌绛苔厚者，即《黄帝内经》所谓"血之与气，走于上，则为大厥"者是也。此时并走于上之气血，已转化为病邪，非正常之气血。故《金匮要略》亦揭示为实证，惜其论述不详，虽有方而法不备。王旭高《环溪草堂医案》治中风一案云："痉盛神昏，风淫火炽极矣。夫内风多由火出，欲熄其风，必须清火，欲清其火，必须镇逆。"针对气血并走于上之病机，提出镇逆之法，确系真知灼见。其仿《金匮要略》风引汤，"取石药悍滑疾，以平旋动之威"，法亦可取。惜其除去至为关键之药物大黄，又杂以生地、天冬等物，则不甚妥切。虽然此病之本多因肾虚水不涵木，肝阳偏亢，阳化内风所致，但已发展到风火交炽，痰涎壅盛，神明蒙蔽，三焦闭塞不通之危候。再进一步，则目瞀口开，手撒肢凉，面青汗出，外脱立至，便难救挽。故冬地育阴，介属潜阳，只可防治大厥未发之前，或用于闭开厥回，风火渐戢之后。此时标证急，急当治标。正如叶天士所谓："迅折风火上腾之威，使清空诸窍无使浊痰壮火蒙蔽，乃暂药之权衡也。"临床救治此证，常本"泄可去闭"之旨，用河间防风通圣散与《金匮要略》风引汤化裁，不仅可挽救垂危，更可减轻后遗症，以利康复。绝大多数患者愈后能生活自理，亦有能恢复工作而寿至九十高龄者。

加减防风通圣散方由防风、荆芥、麻黄、薄荷、大黄、芒硝、赤芍、归须、川芎、栀子、连翘、黄芩、甘草、滑石、石膏、寒水石、天竺黄组成，上药和入安宫牛黄丸1丸，竹沥1盅，能吞咽者少量频灌，不能吞咽者，鼻饲给药。河间此方，疏风透表，泻火通腑，是表里上下、三焦同治之法，确能迅折风火上炎之威而拨乱反正。唯方中涤痰之力不足，故于原方中去白术之守补，桔梗之升提，加寒水石之沉降，则镇逆作用更著。又加天竺黄、竹沥及安宫牛黄丸（至宝丹亦可）以涤痰、清心、苏神。整体大用，屡收良效。

畅下之后，多汗出溅溅然，则壅塞得通，两三日间，恶候渐退，神识渐清。此时炉烟虽熄，恐灰中有火，勿畏虚投补，仍需清火熄风为治。如俞根初之羚羊钩藤汤（羚羊角、钩藤、桑叶、菊花、茯神、生地、川贝、白芍、竹茹、甘草）平稳有效。痰多苔腻者，去生地，合温胆汤（即在上方加半夏、橘皮、枳实）；脉弦数不减，阳气不潜者，酌加石决明，珍珠母之类，或用珍珠末1~2g，分次和入汤药中服，大有潜镇、安神、涤痰之效。

二、权衡阴阳气血，缓图治本

中风险浪过后，多数患者有后遗症，以偏瘫、失语为主。王清任认为，人身有十分之气，若亏五成，则不能周流全身，或只行于左不行于右，或只行于上不行于下，于是半身不遂。王氏治此病用补阳还五汤，其义是补阳气使还所亏损之五成也。故重用黄芪至120g以大补元气，辅以川芎、当归、赤芍、桃仁、红花活血祛瘀，地龙走窜通络。近年此方被广泛用于中风瘫痪之治。虽然气虚瘀阻，乃中风后遗症中一种较常见之类型，但不能一概而论。此型多是中阳素馁，气怯体丰，逸而不劳之人。兼症多见卫阳不固之畏风自汗，脾胃气虚之纳呆便艰，脉或缓大或涩弱，舌暗晦不华苔腻者，是补阳还五汤之适应证。而叶天士云："凡中风症有肢体缓纵不收者，属阳明气虚，络脉空乏"，因阳明为五脏六腑之海，主润宗筋，束骨而利机关。故叶氏有通补阳明、培土御风诸怯（详见《指南》《存真》中风诸案），余每师其意，于补阳还五汤中增减用之。

增损补阳还五汤由黄芪、当归身、川芎、芍药、桃仁、地龙、三七、白术、防风、蚕沙、萆薢、桑枝组成。方中防风、白术、黄芪即是玉屏风散，乃培土御风之良方；蚕沙、萆薢、桑枝皆阳明专药，善能宣通络脉者也。改红花为三七者，避红花之攻破而采三七之行中有补，以利久服也。经此加减，疗效远较原方为优。

经数十年来临床体验，中风后遗症中，气虚挟瘀者约十之三四而已，若不问其阴阳气血之偏盛偏衰，概以补阳还五汤一方统治，则阴虚内热之证，便如火上加油。如前所述，内风之萌，多因身中阳气之变，患者多是中年以后。经云："人年四十，阴气自半"，加以烦劳操持，精血暗耗，肾阴不足，木少滋荣，故肝阳偏亢，陡化内风，而成大厥。厥回神苏之后，标症虽平，而阴亏之本质不变。肾阴不上荣舌本，故言语謇涩；肝肾精血不足濡养筋骨，故肢痿无力。更兼眩晕头痛，耳中鸣响，目昏流泪，咽干舌辣，心悸怔忡，虚烦少寐，脉多细数，或弦而劲，或小而坚，舌干红苔燥，皆阴虚之证。然虚阳尚伏于肝，故投剂不宜过温。刘河间又有地黄饮子一方，治舌瘖不能言，足废不能行，名曰"风痱"，与此证有相似之处，可资借鉴。吾临证师其法而不泥其方，去桂附之归于右者，加龟板、鳖甲之归于左者，变温热刚燥为温养柔和之剂，屡奏育阴潜阳，滋液熄风，濡养筋脉之效。

附：秘验方介绍

1. 加减防风通圣散方

【组成】防风15g 荆芥15g 麻黄15g 薄荷15g 大黄15g 芒硝15g（后下） 赤芍15g 当归须15g 川芎15g 栀子15g 连翘15g 黄芩30g 甘草15g 滑石30g 石膏30g 寒水石30g 天竺黄15g

【功效】疏风透表、泻火通腑。

【主治】中风病风火挟痰，瘀阻清窍证。突然昏仆，发热，息鼾痰鸣，口噤，舌歪，质绛，苔黄腻浊，脉弦滑。

【用法】水煎服，每日1剂，和入安宫牛黄丸1丸，竹沥1盅，能吞咽者少量频灌，不能吞咽者，鼻饲给药。

【加减】痰多苔腻者，合温胆汤（半夏、青皮、枳实）；脉弦数不减，阳气不潜者，酌加石决明、珍珠母之类，或用珍珠末1~2g，分次和入汤药中服。

【方解】方中防风、荆芥、薄荷、麻黄轻浮生散，解表散寒，是风热从汗出而散之于上；大黄、芒硝破结通幽，栀子、滑石降火利水，使风热从便出而泄之于下；石膏清肺泻胃，川芎、归芍、和血补肝，黄芩清中上之火，连翘散气聚血凝，甘草缓峻而和中。加寒水石之沉降，以增镇逆作用；天竺黄、竹沥、安宫牛黄丸以涤痰、清心、苏神。

【点评】本方为何老先生治疗中风急证的经验方，由防风通圣散加减而成，正如何老所称"河间防风通圣散，疏风透表，泻火通腑，是表里上下、三焦同治之法，确能迅折风火上炎之威而拨乱反正"。经略事加减，本方陡增降逆、涤痰、清心、开窍之功，对中风急证尤宜。

2. 加减地黄饮子方

【组成】熟地24g 肉苁蓉15g 麦冬15g 山茱萸12g 石斛15g 制茯神24g 远志9g 石菖蒲9g 龟板30g 鳖甲30g 杜仲15g 丹参12g 三七9g

【功效】育阴潜阳、滋液熄风、濡养筋脉。

【主治】中风病后遗症期阴虚内热之证，兼眩晕头痛，耳中鸣响，目昏流泪，咽干舌辣，心悸怔忡，虚烦少寐，脉多细数，或弦而劲，或小而坚，舌干红苔燥等表现。

【用法】水煎服，每日1剂。

【加减】肢麻不遂者可加地龙6g。

【方解】方中熟地、山茱萸滋补肾阴，肉苁蓉、杜仲温补肾以助阴长，共为君药，龟板、鳖甲、麦冬、石斛滋阴津，为臣药；石菖蒲、远志、茯神交通心肾、开窍化痰，丹参、三七活血化瘀，共为佐药。

【点评】本方系由地黄饮子减桂附之温热刚燥，加龟板、鳖甲以助滋阴潜阳，以杜仲代巴戟，使全方更适用于中风后期之阴虚之证。酌用性质平和之丹参、三七以活血，为之佐使，更显全方通而不滞。

【验案】患者刘某，61岁。

平素血压偏高，1970年秋日晚膳之际，突然昏仆，急请西医出诊，用降压镇静药，嘱其迅速入院。家人不愿，翌晨请何老诊治。病者僵卧神昏，发热（38.6℃），息鼾痰鸣，呼之若有反应，口噤，撬视之，舌歪，质绛，苔黄腻浊，与之水，尚能吞咽，半从口角外流，推之，左肢能伸屈，而右侧若废。血压24/13.3kPa（180/100mmHg），脉数（102次/分），左弦，右滑大。此风火挟痰，奔腾莫制，中脏腑重症也，急投苦辛大寒沉降之品，佐以潜阳熄风，涤痰开窍：石膏30g，滑石30g，寒水石30g，磁石30g，牡蛎30g，石决明30g，羚羊角4.5g，钩藤15g，川贝9g，秦皮15g，草决明18g，蒺藜18g，冲竹沥一盅，姜汁少许，和至宝丹一丸，少量频灌。

再诊：体温降至37.5℃，血压22.9/14.7kPa（172/110mmHg），面赤稍减，神识略清。前方加石菖蒲、天竺黄各9g。

三诊：热退（36.9℃），血压22.7/13.6kPa（170/102mmHg），神识渐清，闻言会意，脉数减（86次/分），舌绛转红，苔仍腻浊，壮火渐戢，痰浊未清，转方以涤痰为主，清火熄风为次：半夏12g，茯苓9g，竹茹18g，橘红6g，枳实9g，胆南星9g，天竺黄9g，川贝9g，羚羊角3g，钩藤15g，石决明30g，石菖蒲9g，冲竹沥一盅，姜汁少许，和猴枣牛黄散一支（连用4天）。

七诊：神识颇清，能自诉头痛目眩，耳中鸣响，但言语謇滞，入暮神烦，睡则息鼾，时有呻吟太息。舌苔退薄八九，舌质干红，右脉颇敛，左手弦劲，血压未续降22.9/13.6kPa（172/102mmHg），风火之势渐平，浊痰胶结，仍恐余烬未熄，拟滋下清上，标本同治之法：龟板30g，牡蛎30g，石决明30g，阿胶15g，白芍18g，川贝9g，竹茹15g，竹叶卷心20条，生地24g，麦冬15g，桑叶12g，菊花12g。

此后悉用此法加减，或增二至以益肝肾，或合沙参、石斛以养胃阴，便秘则加郁李仁、火麻子，心烦则加黄连、朱砂，不杂一温燥。调理半月，寝食均好，头目渐清，惟口喎未正，语言不利，右半身不遂依然，脉缓（68次/分），左手仍弦，舌质淡红，血压缓慢下降在20～21.3/12.8～13.3/kPa（150～160/96～100mmHg）之间，拟峻补肝肾，养血活络，仿地黄饮子意：熟地24g，山茱萸12g，巴戟12g，肉苁蓉15g，麦冬15g，何首乌15g，玉竹24g，五味子6g，远志9g，石菖蒲9g，牛膝12g，当归15g，鸡血藤15g，地龙6g。

此方服至25剂，口舌之喎斜者转正，神识清朗，言语如常，右足能着地,唯行走不便,右上肢仍萎软不举。前方去石菖蒲、远志、五味,加黄芪60g,桑寄生15g,隔日一剂。又3个月,肢体完全恢复正常,唯右手握物无力,嘱其常用黄芪、黑豆、桑寄生、大枣代茶,逾年竟能手持刀斧,重操旧业。年过八十,健康良好。

3. 代茶方

【组成】桑寄生30g 黑大豆50g 大枣肉20g

【功效】补肝肾脾胃。

【主治】中风后手指麻木无力。

【用法】每日水煎代茶。

【方解】桑寄生补肝肾,强筋骨,通经络;黑大豆活血祛风;大枣补脾和胃益气生津。

【加减】无特殊加减。

【点评】本方药仅三味,看似平淡,而能肝肾阳明同治,味甘可口,和平实效。

(王广尧 整理)

旱田黄龙饮治疗复合性中风

蒋日兴

蒋日兴，男，1919年生，主任医师，广西桂林人。出身于中医世家，幼承庭训，复参师访友，对中医经典得以融汇贯通，施于临床，得心应一手。业医五十余年，历任桂林市卫生局中医科科长、桂林市中医院内科主任及历届市中医学会主任委员，副理事长，为桂林市政协第一、第二、第三届委员、象山区第二、第三届人大代表、常委。现为桂林市八届人大代表、市科协顾问。曾主编《桂林市药物志》《验方集锦》《桂林市固有成方集》，发表学术论文多篇。

祖国医学"中风"一证，大抵包括了脑溢血、脑栓塞之类脑血管意外疾病，现代医学概之为出血性中风与缺血性中风。"治风先治血，血行风自灭"，中医对中风从血论治，历代已积累了丰富的经验。一般认为，脑血管意外应根据不同情况选用血分药，如脑溢血用止血药，忌用活血通络之品；对脑血栓则应用中药活血祛瘀药物。但是，随着医学的发展，人们发现脑溢血与脑栓塞并非截然相反而单独存在的疾病，两者之间均存有共同的病理基础。即临床上发现部分病人，既有脑溢血的表现，又有脑血栓形成的临床症状。在症状表现上，同一病人有时会出现两个不同部位的病变体征，如双侧肢体同时或先后出现不遂；或一侧偏瘫，对侧肢体麻木不灵，则应提示两种不同性质病变的同时存在。近年来，文献中亦见有脑出血合并栓塞、蛛网膜下腔出血合并脑栓塞的报道。从中医的角度来看，中风大多由于肝阳暴张，血随气逆，溢于脉络而形成出血，但离经之血则为瘀，体内瘀血阻滞则可形成栓塞；反过来，在脑栓塞病人，由于瘀血阻滞脉络，阻碍气血运行以致络破血涌，血不循经而外溢，继发溢血。上述情况均可导致栓塞与溢血并存，两者可相互促进，相互转化。对于此类病人，单纯地采用某一方法均非所宜，而应以止血祛瘀，活血通络兼施，出血缺血兼顾，方能取得满意疗效。历代中医文献尚缺乏此类报道。笔者在临床中自拟"旱田黄龙饮"治之，取得较满意效果。

附：秘验方介绍

旱田黄龙饮

【组成】旱莲草15g　田七6g（研末冲服）　蒲黄10g（生、炒各半，布包煎）　地龙12g　野菊花15g　茜草10g　毛冬青100g（先煎）　川牛膝15g　丝瓜络20g　红花3g　生地12g　丹参15g

【功效】滋阴通络、止血活血。

【主治】适于脑血栓形成与脑出血并存的复合性中风。

【用法】水煎服，日1剂。

【方解】本方是治疗复合性中风的经验方。方中三七、蒲黄、茜草化瘀止血，既能止血又可散瘀，最适合治疗复合性中风，形成了本方的突出特点。红花、毛冬青、地龙、丝瓜络、丹参活血化瘀、祛风通络，为治疗中风的有效药物；旱莲草、川牛膝、生地黄养阴生津，使全方祛邪而不伤正。用野菊花清热平肝。

【加减】可随症加减。

【点评】旱田黄龙饮为蒋老先生治疗复合性中风的自拟经验方。蒋老先生指出，临床上一俟确诊为复合性中风的患者，必须较长时间地贯彻以止血祛瘀、活血通络为主的治疗原则，不可轻易改弦更张，以利疾病康复。

【验案】彭某，女，73岁。1980年初诊。

患者既往高血压史。1年前，于用餐时突感执筷不稳，不能挟持饭菜，语言謇涩，右侧鼻唇沟变浅，头痛。旋即送往某医院，诊断为"脑血栓形成"，治疗月余，出院后仍左上肢握力降低，同侧下肢无力，但尚能自理生活。此次于5日前突然头痛剧烈、呕吐，右侧肢体偏瘫，神识昏愦，小便失禁。某医院经腰穿确诊为脑出血。余见患者消瘦，面色晦暗，唇焦，舌边瘀滞，苔黄厚，脉弦数，即以上方投之，鼻饲给药，每日1剂。3日后患者神识逐渐清醒，继服上方，随症加减，约20日后患者可下床由家人扶持，策杖而行，2月后可以基本自理。

（王广尧　整理）

阴阳离乱风作祟　桑钩温胆汤可平

赵金铎

赵金铎，男，1916年生，教授，河北深泽人。14岁习医，3年后悬壶故里，"七七"事变后参加地下党工作。从事中医工作五十余年，擅长内科风证及七情神志诸疾之治，后又从事肾炎临床专题研究，颇有心得。曾任中医研究院广安门医院副院长、中医理论整理研究委员会副主任委员。

随着人们生活改善，过食肥甘、恣饮醇酒，已为常事。饮食自倍，肠胃乃伤，脾运不健，气不布津，聚湿生痰，痰湿内蕴，郁久化热，热极生风，乃中风病机之一。中风年龄多在四十岁以上，人至此时，阴气自半，肝肾亏损，水不涵木，木少滋荣。内风旋动，乃中风病机之二。长期的饮食不节与阴气的自然亏损，两者相加，日积月累，是致病的主要因素。于是，痰借风势，风夹痰行，阴阳为之而失衡，气血为之而逆乱，营卫为之而不周，构成该病的本虚标实、虚实互见、正邪交争的病机特点。

基于此，选用千金温胆汤以化痰浊，清湿热而不伤正；加钩藤平熄肝风而不燥；桑寄生滋补肝肾而不腻，扶助正气而不碍邪，对风痰内阻、肝肾不足者最宜。名之桑钩温胆汤，主治中风。此方组成，不偏不倚，谨守中风病机，轻重缓急，标本兼顾，无论是中风先兆、中风发作、复中风、中风后遗症均可运用之。

运用时，可根据具体情况加减化裁，常加竹沥水，以加重化痰浊之力。若痰迷心窍，阻于廉泉，神昏、舌强语謇者，加石菖蒲以化痰开窍。痰浊化热，痰热交阻，舌苔黄腻者，则以全瓜蒌或胆南星易半夏，或少加黄芩以助清热。眩晕则加菊花、白蒺藜以清头目。心烦不寐，则加莲子心、生龙牡；风痰内阻，气机不行，腑气不通者，合以《活法机要》的三化汤，釜底抽薪，待大便通后，可减去方中大黄。羌活在中风初起少量短时运用，有助于熄风，之后在去大黄的同时可一并除去。大便通后，大黄可换用火麻仁以辅助大肠之传导职能。若大便秘结而血压高者，则加决明子，或将决明子研为末，与适量的蜂蜜调匀为膏，每次1匙，日服两次。

一般中风先兆、中风发作、复中风均用煎剂，中风后遗症用膏剂。俾腑气通，则风痰可去矣。肢体麻木、偏瘫、舌质暗红，甚则夹瘀斑者，加地龙、丹参、丝瓜络以活血化瘀通络。黄芪切不可用。误用则有腹胀、烦躁之弊。肝肾不足明显者，则加女贞子、旱莲草平和之品，滋而不腻，而六味、左归皆属禁忌之例。

附：秘验方介绍

桑钩温胆汤

【组成】法半夏9g　陈皮9g　茯苓15g　甘草6g　竹茹12g　炒枳壳9g　桑寄生15g　钩藤9g（后下）

【功效】补肝肾、熄肝风、化痰浊、清湿热。

【主治】中风属风痰内阻、肝肾不足者。无论是中风先兆、中风发作、复中风、中风后遗症均可加减运用之。

【用法】水煎服，日1剂。

【方解】钩藤平熄肝风，桑寄生滋补肝肾，温胆汤（半夏、陈皮、茯苓、甘草、竹茹、枳壳）清化痰热。

【加减】详见正文。

【点评】桑钩温胆汤是赵老先生的自拟经验方，方药平淡，但疗效可靠，关键在于组合严谨，选药精当，变通活泼，很切合中风的病机，故能疗大症，起沉疴。赵老先生临证凡遇中风，善用此方。

【验案】孙某，女，70岁。

缘于胃镜术中，全身过分紧张，术后全身不适，肢软乏力，喜卧厌动，持续二十余天。大便溏泄一日5～6行、小便频数。某日，午觉未能熟睡，即感头晕、目眩，心悸，舌体强硬，语言不利，肢软乏力，行步迟钝，但无剧烈头痛、恶心、呕吐、偏瘫、失语及大便黏液脓血、小便黄赤疼痛等症状。经患者所在医院用葡萄糖、维生素C、ATP静滴，肌注维脑路通，间服中药归脾汤，仅二便好转，其他病情未能控制，于1982年6月11日入我院。

视患者表情淡漠，精神倦怠，形体消瘦，步态蹒跚，行动艰难，语言不利而低怯，纳谷锐减，胃脘不适，舌强硬，舌质淡暗，舌苔黄腻，脉弦细数、尺细弱。中医诊断：中风先兆；西医诊断：脑血管硬化，脑供血不足。属肝肾不足，风阳上扰，痰湿中阻，本虚标实之证，用桑钩温胆汤加味。处方：法半夏9g，陈皮9g，茯苓15g，甘草6g，竹茹12g，炒枳壳9g，桑寄生15g，钩藤9g（后下），葛根9g，莲子心6g。

服药5剂后，头晕目眩即减，肢体活动亦较灵活，语言渐清楚，食欲转佳，纳食增加，黄腻苔变为薄白苔，病情日趋好转。后又服用原方二十余剂，诸症消失而出院。

（王广尧 整理）

从虚实闭脱辨治中风　　王季儒

王季儒，男，1910年生，主任医师，山东济南人。首批全国老中医药专家学术经验继承工作指导老师。出身于名医世家，幼承家训，又拜孔伯华先生为师。从医六十年，学验俱富，擅长温病，兼通内、妇、儿诸科。著有《温病刍言》《肘后积余集》等。曾任天津市长征医院中医科主任，天津市中医学会顾问。

中风为临床常见病，根据数十年临床经验结合古人的分类，将本病概括为中经络和中脏腑两种类型，进一步分为虚实闭脱四证，兹分述如下。

一、中经络重虚实之辨

中经络为中风证之较轻者。从现代医学观点来看，中经络多为脑血栓形成之类，其病势来的较缓，多在安静状态下发生，通常不出现意识障碍，而仅有肢体欠灵活，偏瘫，口眼㖞斜，舌强言謇等症状，故将此病分为虚证和实证两型。

1. **实证**　平素有高血压史，素体健壮，或湿痰亦盛，适值肝热风动，或因肝郁化热，灼津为痰，阻塞络道，乃至半身不遂，口眼㖞斜，言语謇涩，脉象弦滑而数。对此中经络实证，宜平肝豁痰，活血通络。常用通络活血汤（详见秘验方介绍）治疗。

2. **虚证**　体质素弱，气血不足，血虚不能养筋，则筋缓纵；气虚则活动乏力，肌肉松弛，故亦能导致半身不遂，四肢麻木等症，脉弦软无力或濡滑。常以通络益气汤（详见秘验方介绍）治疗。

二、中脏腑分闭脱二证

中脏腑，相当脑出血之类，其病势凶猛，常突然昏迷，呕吐，呼吸鼾声。大小便失禁，瘫痪，发热等。张仲景说："邪入于腑。即不识人，邪入于脏，舌即难言，口吐涎。"根据临床所见中脏中腑多同时出现。因此把中脏中腑合为一型，但首先辨别是闭证还是脱证。

1．闭证　突然倒仆，不省人事，牙关紧闭，两手握固，面赤气粗，痰涎壅盛，口眼㖞斜，半身偏瘫，脉弦滑而数，或沉弦而缓。此系阴虚肝热，热极风动，风起痰壅，气血上逆，肝风挟痰火上蒙清窍。内闭络道。邪正俱实，治宜清热镇肝，豁痰开窍。常用镇肝益阴汤（详见秘验方介绍）治疗。

治疗此类病，皆分两个阶段，第一阶段先以救急恢复神志为主，第二阶段神志已清，再以治偏瘫为主。

2．脱证　卒然昏仆不语，口开，眼合，手撒，鼾声，遗尿，或四肢清冷、汗出如油，或面赤如妆，脉浮大无根，或沉细欲绝。口开为心绝；鼾声为肺绝；眼合为肝绝；手撒为脾绝；遗尿为肾绝；汗出如油四肢清冷为阳绝；面赤如妆为阴绝；脉浮大无根为阳气外越，脉沉细欲绝为阴阳俱竭。凡五绝俱全者，死不治，如再加汗出如油，四肢清冷，危在顷刻。对五绝中仅出现肝、脾、肾三绝者，常用固脱保元汤（详见秘验方介绍），以补气固脱。

以上仅设闭证、脱证两方，但闭证与脱证在临床中并非截然分开，有的以闭证为主兼见脱证，有的以脱证为主兼见闭证，有时闭证与脱证交替出现，即应随证变方，均可收良好效果。

前言中经络多为脑血栓形成之类，中脏腑多为脑出血之类，此不过言其常。如中经络之重者，有时亦出现昏迷兼中脏腑证候；如脑出血病灶小，也可能仅有中经络证候。以上4方，均为自拟验方，临证应辨证加减运用，方可取得更好疗效。附录中所列诸方加减法，均为经验所得，可供参考。

附：秘验方介绍

1. 自拟通络活血汤

【组成】 生石决明30g　黛蛤粉30g　旋覆花9g　代赭石9g　桑寄生30g　威灵仙10g　地龙10g　生穿山甲9g　僵蚕9g　豨莶草12g　竹茹12g　鸡血藤20g　知母9g　黄柏9g　䗪虫3g　全蝎3～5g

【功效】 平肝豁痰、活血通络。

【主治】 中风中经络之实证，症见平素血压偏高，突发半身不遂，口眼㖞斜，言语謇涩，脉象弦滑而数。

【用法】 水煎服，日1剂。

【方解】 方中桑寄生、威灵仙、豨莶草皆为疏通经络之品；鸡血藤活血通络，加入山甲、地龙、䗪虫等活血通络之力更强；石决明镇肝熄风，旋覆花、赭石平肝降逆；竹茹、黛蛤粉清热化痰；知母、黄柏滋阴泻火；全蝎、僵蚕专熄肝风而治口眼㖞斜。

【加减】 湿痰盛加清半夏10g，广皮6g，茯苓12g；言语不利加羚羊粉1g（分冲），九节菖蒲9g，天竺黄9g，川郁金9g；如不语或兼饮水即呛者，为会厌麻痹，除加上4味外，再加天麻3g，白附子3g；脉数大有力加生石膏30g，龙胆草9g，栀子9g；头重脚轻，加白蒺藜10g，钩藤12g（后下），杭菊花9g，胆草9g，牛膝9g，羚羊粉0.6g（分冲）。

【点评】 此方活血通络之味较多，古人虽有"治风先治血，血行风自灭"之说，其实活血通络，使血栓疏散，血脉流通无阻，偏瘫自能痊愈。此方活血通络之味较多，如再加羚羊粉、牛黄清心丸、活络丹等效果更好。

【验案】 陈某，男，54岁。1957年10月8日初诊。

素有高血压史。昨日洗澡后，突然右半身不灵，阵发性颤抖，不能站立，言语不利，口向左歪，今日加重。血压22.6/9.3kPa

(170/80mmHg)。神清合作，右半身不能活动。脉弦数，舌质红苔白腻。此为肝胆热盛，肝风内动，肝风挟痰上阻，横逆络道，属中经络实证。处以：通络活血汤原方加生石膏30g，龙胆草9g，牛黄清心丸1丸。此方基本未改，每日1剂，10剂后病情大见好转，可以步履。至11月底痊愈出院，同年底恢复工作。

2. 自拟通络益气汤

【组成】黄芪18～30g 党参18～30g 鸡血藤18～30g 桑寄生30g 威灵仙10g 豨莶草12g 白术9g 全蝎3g 地龙9g 僵蚕9g 熟地12g 当归9g 白芍12g 白附子2g

【功效】补气养血、活血通络。

【主治】中风中经络之虚证，证见平素气短乏力，面色苍白，头晕目眩，突发半身不遂，口眼㖞斜，言语謇涩，脉象弦软无力或濡滑。

【用法】水煎服，日1剂。

【方解】本方党参、黄芪、白术补气以生血，健脾以资化源，更有气旺血行之功；当归、白芍、熟地养血以柔肝，并配鸡血藤、桑寄生、威灵仙、豨莶草、全蝎、地龙以活血通络，僵蚕、白附子以祛风化痰止痉。全方以扶正为主，俾正气充足，循环旺盛，自易恢复。

【加减】头晕加生海蛤30g，白蒺藜10g，杭菊10g，何首乌10g，或加桑麻丸30g（布包同煎）或加鹿角胶9g（烊化）；腰膝无力加续断12g，狗脊12g，枸杞子12g，虎骨1g（研细冲服）；口干加石斛12g，麦冬12g；大便燥加肉苁蓉30g，或加火麻仁20g；精神倦怠加白人参9g，鹿角胶9g（烊化），何首乌9g；湿痰盛加清半夏9g，广陈皮6g，茯苓12g；言语不利加石菖蒲、巴戟天、山茱萸各10g，远志6g，天麻3g，麦冬10g，五味子5g。

【点评】古人云："气为血之帅，血为气之母。"也就是说，血为气的物质基础，气为血的循行动力。气为阳主动，血为阴主静，血必须由气的推动才能循环不息，营养全身，然又必须有脾的统摄，肝的条达疏泄，方能维持其生理功能。气血的生成又必赖脾的健运，因脾为后天之本，生化之源。若患者素体虚弱，气血不足，必大补气血方能收功。本方组方深意正在于此。

【验案】李某，女，62岁。1974年10月31日入院。

患者说话不清，右半身活动不便约4小时。有痰。素有高血压、心脏病史。查：血压正常，神清，语言不清，瞳孔左大于右，对光反射存在。口角向左偏斜，右侧鼻唇沟变浅，颈软，有鼾声。未闻干湿啰音，心律齐。右上、下肢不能活动，右膝腱反射亢进，跟腱反射迟钝，巴氏征（-），脉象弦细，舌苔薄白。西医诊断为脑血栓形成。证属气血两虚，运行无力，而致络道被阻。治予通络益气汤原方加大活络丹1粒（分吞），陈皮、半夏、生龙牡各12g，每日1剂。半月后，右半身活动见好，至同年底痊愈出院。

3. 自拟镇肝益阴汤

【组成】生石膏30g 生石决明30g 黛蛤粉30g 龙胆草9g 天竺黄9g 石菖蒲9g 旋覆花9g 代赭石9g 知母9g 黄柏9g 牛膝9g 川郁金9g 竹茹12g 滑石12g 磁石12g 安宫牛黄丸1丸（化入） 羚羊角粉0.6g 犀角粉0.6g（无犀角以少广角代）冲服

【功效】清热镇肝、豁痰开窍。

【主治】中风闭证，症见突然倒仆，不省人事，牙关紧闭，两手握固，面赤气粗，痰涎壅盛，口眼㖞斜，半身偏瘫，脉弦滑而数，或沉弦而缓。

【用法】水煎服，日1剂。

【方解】方中石决明、羚羊角、胆草镇肝熄风，泻肝胆之火；旋覆花、赭石、磁石镇肝潜阳；牛膝引热下行；生石膏专清胃热。胃为五脏六腑之海，胃热清则五脏六腑自无热邪熏蒸。栀子泻三焦之火，引热从小便而解；知柏育阴兼消下焦。以上皆为清热泻火，镇肝熄风之品。火性上炎，使火不炎上，则气血自不上行，且泻火即所以育阴也。黛蛤粉清热化痰；竹茹和胃降逆，天竺黄清热豁痰，凉心安神；郁金入心，凉血解郁；犀角凉血解毒，再配石菖蒲、安宫牛黄丸之类芳香通窍，可清神志而化痰涎。

【加减】 如突然昏仆，脉沉弦而缓者，必然四肢不温，面色苍白，此气血郁闭之象，可先用苏合香丸以开之，或于方内去安宫牛黄丸，加入苏合香丸。如服后脉转滑数，面转红润，再去苏合香丸，改用安宫牛黄丸；如牙关紧闭，可用乌梅1枚，温水泡软，塞于腮内，牙关即开；如湿痰盛者，加陈皮、半夏或竹沥水30g（兑入），猴枣0.6g（冲服）；神志清醒后，去安宫牛黄丸、犀角，加桑寄生30g，威灵仙10g，鸡血藤30g，地龙10g，生穿山甲10g，䗪虫3g，以及大活络丹等，活血通络以治偏瘫；脉弦滑有力，头晕甚者，石决明可用至60～90g，加白蒺藜10g，杭菊花10g；面赤烦躁，脉数大有力，生石膏用至60～90g；言语謇涩，加僵蚕10g，全蝎5g；大便燥者，加元明粉、大黄、栝楼等；大便溏者，加黄连、芡实等；偏瘫已见活动，唯觉无力，脉滑大之势已衰，加黄芪30g，渐加至120g，党参30g，续断10g，狗脊12g；舌赤少苔为阴液不足，加川石斛15g，北沙参15g，麦冬12g；如热势不重，脉弦滑而不数，去石膏、石决明，加生牡蛎、生龙骨各15g，珍珠母30g，生海蛤30g。

【点评】 本方以清热育阴为主，镇肝豁痰为辅，芳香开窍，宣通经络以为佐使；俾热净则风熄，阴复则肝平。豁痰开窍以清神志，宣通经络以利偏瘫，平肝潜阳以降血压，补肾强筋以健腰膝。但必须灵活运用，随症加减。如稍露虚象，此方即当禁用。

【验案】 赵某，男，54岁。1973年2月22日入院。

患者于21日晚10时劳动后，突然口眼㖞斜，左半身瘫痪，言语不清，头痛。来诊时，血压22.6/15.96kPa，神志清，合作欠佳，左侧瞳孔缩小，右侧正常，对光反射存在，口眼㖞斜，心律齐，率不快，左侧半身瘫痪，克氏征（+），巴氏征（+）。于11时入院，至13时神志不清，处于昏迷状态，瞳孔继续缩小，深睡。有鼾声，脉弦滑有力，舌质胖大。既往有高血压及哮喘病史15年。西医诊断为"脑出血"。此系湿痰素盛，肝阳上亢。肝阳挟湿痰上冲，蒙蔽清窍，横阻络道所致，属中脏腑之闭证，治以清热镇肝、通窍豁痰。方用：镇肝益阴汤味方去犀角、羚羊角，安宫牛黄丸用2丸。进1剂，神志渐清，乃于方内加桑寄生、威灵仙、地龙、穿山甲、竹沥水等。上方每日1剂，至3月8日，脉转缓滑，改用：石决明30g，生龙骨12g，生牡蛎12g，桑寄生30g，威灵仙10g，豨莶草12g，地龙10g，生山甲10g，䗪虫3g，鸡血藤24g，栝楼30g，牛膝10g，杭菊10g，九节菖蒲10g，竹茹12g，竹沥水30g（兑入），再造丸1粒（分吞）。每日1剂，至4月9日，步行出院，至同年1月恢复工作。

4．自拟固脱保元汤

【组成】黄芪30g　党参30g　熟地30g　山茱萸18～30g　桂圆肉18～30g　山药30g　枸杞子15g　茯神12g　酸枣仁12g　白术10g　生龙骨12～30g　生牡蛎12～30g　甘草3g

【功效】补气、培元、固脱。

【主治】中风脱证，症见卒然昏仆不语，口开，眼合，手撒，鼾声，遗尿，或四肢清冷、汗出如油，或面赤如妆，脉浮大无根，或沉细欲绝。

【用法】水煎服，日1剂。

【方解】本方党参、黄芪、甘草大补元气；熟地、枸杞子、山茱萸、山药大补肾阴；桂圆肉、茯神、枣仁强心；山药、白术健脾；生龙牡敛阴固脱。

【加减】药后病情好转，神志仍朦胧时加十香丹（旧名十香返魂丹）1粒（分2～3次服）；如天柱骨倒，症见头不能直竖，加鹿茸0.6g（分冲），或用参茸卫生丸1粒（分两次服）；大便燥加肉苁蓉30g。

【点评】本方是王老先生治疗中风脱证的自拟经验方，王老先生认为，只要五绝尚未完全出现者，此方即可应用。

【验案】王某，男，67岁。1963年9月22日入院。

因突然神志昏迷，不语，左半身偏瘫，遗尿而入院。症见：眼合，遗尿，手撒，神昏，偏瘫，瞳孔缩小，对光反射消失。体温38.5℃，脉弦大中空。证属中脏腑之脱证。西医诊断为"脑出血"。入院第二天，突然呼吸困难，深度昏迷，不语，体温39℃，头面多汗，有虚阳外脱之势。除吸氧外，急予固脱保元汤原方，服后精神好转，能说话，但语言不利，答非所问。此方每日1剂，至29日左半身略能活动，唯手指蠕动，撮空，昏睡，谵语，呈半昏迷状态。遂加十香丹1粒。至10月7日神清，去十香丹，直至痊愈，此方未事更改。休息半年恢复工作。

（王广尧 整理）

第二章 中风病先兆

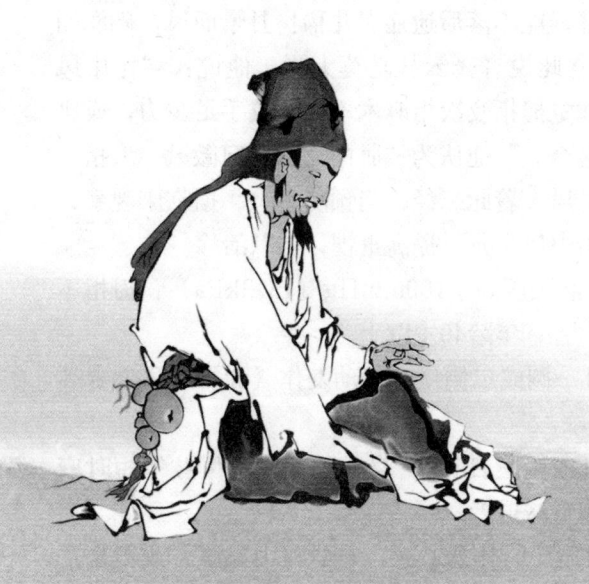

自拟二丹饮治疗中风先兆

高灌风

高灌风，男，1922年生，主任医师，河北乐亭人。首批全国老中医药专家学术经验继承工作指导老师，曾任河北省医院中医科主任，河北省药品审评委员会副主任，河北中医学院专家委员会委员，河北省中医研究所学术委员会副主任，中华全国中医学会内科学会委员，河北省中医学会副会长。出身中医世家。早年应全国高考以优异成绩取得学士学位，后受教于岳美中先生。擅长内外科急症，尤以温病为特长。著有《内科讲义》《医事剩话》《中医急症证治》等。

中风一证，纵观文献，多是治重于防。言治者多，言防者略。岂不知，病发而治，难求完璧，能不落后遗症者几稀！月晕而风，础润而雨，中风先兆绝当重视。立此说者龚云林功莫大焉。他说："论中风者，俱有先兆之证，凡人如觉拇指及次指麻木不仁，或手足少力，或肌肉蠕动，三年内必有大风之至。"他认为"肌肉蠕动名曰微风，大指、次指是手太阴、阳明二经，风多着此二经，当预防之"。据临床观察，凡有以下几种体征皆可作为中风先兆，提高重视，加以治疗。

1. 眩晕无休止之时，舒张压高于100mmHg（13.3kPa），拇指不自主地发生抖动，中指麻木者；年龄40岁以上。

2. 口角、颧骨、眼睑一侧或二侧痉挛掣动发作（面神经痉挛者须排除），或有蚁走感。

3. 高血压患者，每日或两三日1次，自觉一侧或两侧肢体短时麻木，肌肉抽动、挛急，或痛觉减退者。

4. 体质肥胖且有高血压，时作恶心感，自觉口中黏腻，或不自主口角流涎、嗜睡。

5. 动辄气急、心悸、乏力、自汗，头痛以枕部疼痛为明显，项强，目赤，面赤，两眼视物昏花，脉象沉弦而细。

综合这种先兆之证，主要是高血压或高血压脑病。其病机系肝阳上亢，营卫瘀滞，即《素问》"营气虚则不仁，卫气虚则不用"，亦即丹溪所言："麻为气虚，木为湿痰败血"之机制。治当活血化瘀为主，平肝熄风为辅，方用二丹饮（自拟，详见秘验方介绍）。药用：丹参、丹皮、川芎、赤芍、红花、夏枯草花、川牛膝、钩藤、豨莶草、珍珠母等。

中风先兆，非中风可比。从宏观而言，今活血化瘀法，是治"未病"；从微观而言，亦是已病。前哲建瓴汤治高血压之效果已为国内公允，但易于复发，其不尽如人意处是：潜镇有余，活血不足。对高血脂未能控制，高血脂是导致血瘀证的主因。活血化瘀药有改善血液黏度、改善脂质代谢功能紊乱，调节血液循环的障碍，或解除血管痉挛，或对血小板有解聚作用，皆为实验观察所证明。

附：秘验方介绍

二丹饮

【组成】丹参30g　丹皮12g　川芎9g　赤芍15g　红花9g　夏枯草花30g　川牛膝30g　钩藤15g（后下）　豨莶草15g　珍珠母30g

【功效】活血化瘀、平肝熄风。

【主治】中风先兆，具体症状详见本篇正文。

【用法】水煎二次分服，早晚服。

【方解】丹参、丹皮、川芎、赤芍、红花、豨莶草活血化瘀，通经活络以为主；夏枯草花、钩藤、珍珠母平肝熄风以为辅；川牛膝补肝肾以扶正，且可活血化瘀。

【加减】头痛眩晕眼花重者加天麻10g，茺蔚子15g；面赤目红，烦躁易怒，口苦咽干，溲黄赤者加龙胆草6g，白薇6g；项背强，口角流涎者加葛根15g，半夏9g，竹茹9g，地龙9g。

【点评】本方是高老先生治疗中风先兆的自拟经验方，全方以活血化瘀和平肝熄风为立方依据。高老先生曾用上述方药系统观察236位中风先兆患者，结果显效率为66.1%，好转率为27.5%。

（王广尧　整理）

自拟验方治疗中风先兆

郭维一

郭维一，男，1930年生，副主任医师，陕西神木人。师承当地名医杭逢源先生，擅长内科杂病，尤对肾病、肝胆病、中风预防颇多研究，积验较深。现任榆林地区中医院内科副主任、榆林地区中医学会副理事长，曾在国内杂志发表学术论文十余篇。

临床实践证明，中风预兆有演变为中风病的可能。它是一个由小到大、由轻到重的发展过程，假如在中风先兆阶段能及早采取辨证防治，终止病势发展，必然能降低中风病的发病率，或免除中风之虞，因此重视和研究中风预兆的防治是非常重要的。

一、中风先兆

中风病在发病前是有一定预兆的，这与自然界"大风欲来，微风先到"之风性相似。且两千多年前中医典籍就有论述，如《素问》云："肌肉蠕动，名曰微风。"所谓"微风"就是中风之先兆。历代医家亦有研究中风先兆之论述，综合先贤论述，结合临床实践，常见中风先兆的主要证候可有下面几种：

1. 头昏头胀 突然感到头昏目眩，视物旋转，头脑发胀，头重脚轻，脚底如踏棉絮，摇晃不稳。

2. 肢体麻木 突然感到一侧肢体麻木，软弱无力，或手指麻木，尤其常见大、中指麻木，或一侧肢体有蚁行感。

3. 头痛头闷 突然出现异于一般的头痛头闷，或头沉难举。

4. 说话不利 突然发生说话不利，或嘴角抽动，口角流涎，舌体胖大或歪斜。

5. 耳鸣耳聋 突然耳如蝉鸣，耳内阻塞迫胀，听力障碍。

6. **神疲嗜睡** 突然出现全身异常疲惫，或没有明显原因的嗜睡不醒。

以上种种迹象，有的单独发生，有的两三种并发，皆为中风先兆证候，提示人们应当引起重视，并结合年龄、体质、舌苔、脉象和可行性化验指标，及时予以早测、早防、早治，亦可"止于萌芽，防病于未然"。

二、中风先兆的辨治

中风先兆亦称小中风，现代医学称为短暂性脑缺血发作，因此，症状常多"突然微觉"。古今医家多以中风证的"风中经络"，"虚、火、风、痰、瘀"立论，证诸临床实践，其主要病机是"痰瘀阻络（脑络）"。因人到中年由壮渐弱，精血耗损，或肾水亏损，水不涵木；或脾失健运，聚湿生痰；或气虚血瘀，脉络瘀阻，皆是发病之"基因"。劳累过度，事不遂心，纵欲无度，过食肥甘等，均可致使气血逆乱，上扰清窍，横窜经隧，脉络（脑络）受阻而诱发此病。临床可根据中华全国中医学会脑病学组制定的"脑病诊断标准，辨证分型，疗效判定（草案）"，在祖国医学整体思想指导下，结合患者不同证候、舌苔、脉象、体质、年龄等综合分析，坚持辨证，证型宜分，分而不细。不分易于混淆，分之过细易入机械框套。防治之法不拘泥于分型立法，根据病机，重点是豁痰通络、活血化瘀，细于治，寓于防，组成基本方，灵活增损，验之临床，疗效满意。基本方组成为丹参、白芥子、水蛭、葛根。

在选用基本方的同时，必须辨证佐入其他方药，才能左右逢源，以矢中鹄。若属虚，辨气虚、血虚，或阴虚，阳虚，分别加入不同的补药或补剂；或属实，辨心火、肝火，或痰浊、肝风，加入清热泻火或化痰熄风之剂（药），方能事半功倍。均勿按图索骥，胶柱鼓瑟，或舍本求末，徒防治而无功。

三、中风先兆的预防

中风先兆是中风病的前趋证候，它预示中风病有可能将要发生，如罗天益《卫生宝鉴·中风篇》云："凡人初觉大指、次指麻木不仁，或不用者，三年内必有中风之疾也。"因此，对中风先兆应采取有效的多种预防措施，以防微杜渐，是非常重要的。然而药物的预防，也是不可少的，但必须基于"痰瘀阻络"，进行立法、组方、遣药，方能以矢中的。前述自拟中风先兆基本方，临证时务必辨证，加入对症之剂，如气虚加西洋参或补中益气汤，血虚合四物汤，痰郁合温胆汤，阴虚合六味地黄汤，阳虚合右归饮，肝旺加龙胆草、生地、熟地、菊花等。验之临证，对预防或治疗中风先兆都有效验，是一举两全之方。

此外，针灸预防也有效验，一般用艾注或艾条灸百会、足三里、绝骨等穴，意在扶正祛邪，活血通络。

附：秘验方介绍

中风先兆基本方

【组成】丹参30g　水蛭6g　葛根12g　白芥子3g

【功效】豁痰通络、活血化瘀。

【主治】中风先兆。

【用法】水煎服，日1剂。

【方解】上四味组成基础方。丹参功同四物，具补血、和血、活血化瘀之功，实验证明有扩张血管作用；水蛭善破瘀血而不伤新血，实验证明有溶栓作用；白芥子具祛膜膈之痰，畅达气机之功；至于葛根，借其气轻浮之升阳作用，鼓舞胃气上升而宣通清空之窍的脉络，有扩张血管、改善脑血循环的作用。四药合用，共奏活血化瘀、消痰通络之功。

【加减】 可随症加减。

【点评】 本方是郭老先生治疗中风先兆的自拟基本方,临证应用依据虚实证情灵活加减,方可取得更好疗效。下述4案,略显郭老运用本方之法度,可供参考。

【验案】 1. 贺某,男,72岁。1987年5月6日诊。

患者素有高血压病史十余年。经常头昏头痛脑涨。血压波动在170~160/110~100mmHg之间。间断服降压灵,去痛片等西药,病情时轻时重。昨日因情志不遂,突然头痛如裂,脑涨难忍,右侧肢体厥胀麻木,颜面泛红,口干口苦,大便偏干,小便色黄,舌红色暗、苔微腻罩黄,脉弦数而涩。查血压170/110mmHg。证属中风先兆。阴虚于下,阳亢于上,痰瘀互结,阻滞络脉。投基本方加味,药用:丹参30g,水蛭6g,葛根12g,白芥子3g,生地15g,杭白芍15g,何首乌15g,菊花30g,枸杞15g。服3剂症减,6剂症失,血压稳定在130/98mmHg,嘱每月服上方3剂,连服3月,追访多年,上症未发,身体健康。

2. 常某,女,52岁。1987年1月7日诊。

患者5天前晨起觉头闷头沉,右侧肢体麻木,活动无力。两天后右侧肢体活动受限,手指能伸不能握,上肢举不过肩,下肢不能自主迈步,脚板拖地而行,腿部麻木不仁,面色苍白,气短声微,头昏易汗,脚手心热。胃呆纳差,大便干燥,3日一行。查血压16.76/11.44kPa,三酰甘油161.9毫克%,白细胞$4.2×10^9$/L,红细胞$3.4×10^{12}$/L。舌质淡红色暗,尖边尤甚,苔心白厚,脉沉迟细涩。证属中风先兆。气阴两虚,痰瘀阻络。投基本方合补中益气汤、二至汤加味,药用:生黄芪30g,党参15g,当归10g,焦术10g,陈皮10g,丹参30g,水蛭6g,葛根10g,白芥子3g,鸡血藤30g,牛膝10g,天花粉15g,女贞子15g,旱莲草15g,甘草3g,升麻6g,柴胡6g,连服16剂后,右半肢体活动自如,余症基本消失。嘱1月间服上方5剂,连服3个月。两年后追访未发。

3. 张某,男,55岁。1986年6月10日诊。

患者素有心脏病，今日上午开会时，突感左半身活动不灵，上下肢厥胀，活动受限，心慌气短，头昏头闷，时而欲吐，口干不饮，自服心宝等药无效。查血压15.96/11.44kPa，心率83次/分，律不齐，舌质淡暗，苔心微腻，脉沉濡而涩。证属中风先兆，痰瘀阻络。投基本方合温胆汤化裁，药用：丹参30g，水蛭3g（冲），葛根10g，西洋参6g（另炖），竹茹10g，枳实10g，陈皮10g，半夏10g，茯苓10g，远志10g，天花粉10g，白芥子3g，甘草3g，鸡血藤15g。

1剂后患肢活动灵活，3剂后诸恙悉除。守方略加减，间日服1剂，继进5剂后，一切如常，后追访两年余上症未发。

4．刘某，男，67岁。1986年9月8日诊。

患者形体肥胖，1年前突发口眼㖞斜，经治病愈。近觉面部有蚁行感，周身疲乏，嗜睡懒动，右半肢体麻木，恐旧病复发，前来诊治。查血压17.29/10.64kPa。胆固醇7.33mmol/L、三酰甘油1.77mmol/L，舌体微胖，边有齿痕，苔根微厚，脉沉细濡涩。证属中风先兆。气虚血瘀，湿痰扰络。投基本方加味，药用：丹参60g，葛根20g，白芥子15g，水蛭15g，西洋参40g，山楂30g。

上药研面分40包，日服两次，每次1包，晨起开水送下。

药后精神较好，麻木减轻，蚁行感消失。继服1料后，诸症悉除。嘱每半年服1料，以资巩固。追访至今两年余，体健如常。

第三章 中风病急性期

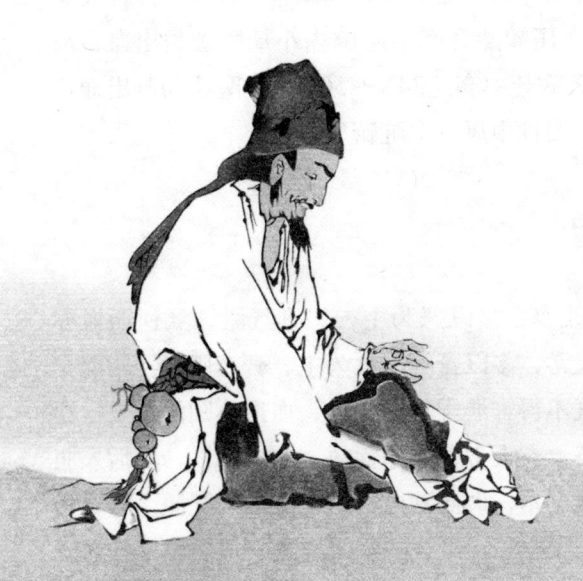

出血性中风病治疗经验

任继学

任继学，男，1926年生，吉林扶余人，首批、二批、三批全国老中医药专家学术经验继承工作指导老师，国医大师，享受国务院特殊津贴，长春中医药大学终身教授。从医五十余年，善于治心脑系统疾病，对中医急症和中医疑难杂症也颇有研究。曾获国家科技进步三等奖2项，省部级科技进步一等奖1项、二等奖2项、三等奖2项。

脑出血又称出血性脑卒中，是指原发性非外伤性脑实质内出血。以其发病率高、致残率高、死亡率高为特点。由于脑出血约70%～80%有高血压病史，特别是未经治疗的高血压病，临床常见在高血压伴发脑内小动脉病变的基础上，血压骤然升高引起脑内小动脉破裂出血，故称为高血压性脑出血。30天病死率高达34%～50%。中医认为脑出血属"中风病"范畴，称其为出血性中风，中脏腑型多见。

一、出血中风病因

一是情志失调，情欲改变，多以怒为主，怒则气激，气逆而血亦逆，上升于脑；二是饮食失常，多以膏粱美食为主，膏者肥脂，脂能充填腠理，促使腠理致密，气不得宣泄于外而为热，血得热则沸于上；饮多以酒为主，酒乃水谷精英，有大毒，质寒性热，先渗于胃，然后入胆浸入肝，肝为血道，为凝血之本，调血藏血之所，故酒入肝胆，毒聚伤血，血为逆乱，气亦必进而上之。三是久患消渴之疾，风头眩，气血受伤而生逆变。在上述病因作用下，引起机体气血变乱于下，逆乱于上。上为脑，脑为神脏，一身之统，上下相召为生理之常，下则气血失和而生逆变，脑为之受扰，发生气血逆乱，因逆致变，因变受损，因损致病。

二、出血中风病机

一是脑之气街为患，气机受阻，气化欲行不速，引起气不顺为风，风动生热，热为火之渐，久而不解风热伤及脑髓大经、小络、孙脉；二是"脑中血海"之血脉、络脉、毛脉受损，造成血络、血道循环障碍，脑气不能束邪。内风统领热邪火毒，窜扰脑络，血脉、毛脉之膜原，而脉络之内受风热外鼓之力，膜破、络裂，血脉不能束血，其脑气不能固血，其血必溢于外，血液稽留为积，聚而为瘀肿，血瘀水肿津必外渗、化水、生痰，毒自内生，毒害脑髓，元神受伤，神机受损，神经肌核发生病变，堵塞神明，轻则机窍失灵，神机不流贯；重则血溢"琼室"之内，脑髓精质体受损，元神、神机、二者脑神之轴受损，窍络、清窍阻塞不通，在病机上形成上下失应，阴阳不能互用而欲离乱，精、气、神不能互生互化而欲脱散，发生昏愦，危则昏迷，不省人事，内闭外脱之险候、危证。

三、出血中风治则治法

病在急性期治则是以通为主，缘此病是标急本缓，邪实于上，新暴之病，必宜"猛峻之药急去之"，邪去则通，阴阳、气血得平，故治法必以破血化瘀、泻热醒神、豁痰开窍，为指导临床急救用药准绳。

病发72小时以内者，必先投三化汤加生蒲黄、桃仁、煨皂角水煎服之，得利停服。同时用清开灵注射液配脑静注射液，选而用之，静脉滴注，1天两次，疗程28天。同时口服抵挡汤6小时1次，神昏病人鼻饲或肛门高位灌肠。除汤剂而外，亦可用醒脑健神胶丸，每次4~6粒，6小时1次，疗程为14天。

病至15天汤剂改用补阳还五汤减黄芪加生蒲黄、苏木、土鳖虫、豨莶草水煎服，8小时1次，亦可选用中风脑得平每次7~8粒，8小时1次，疗程14天。

本病在急救过程中，症见神志不清，重则昏迷者加服安宫牛黄丸，每次1丸，8小时1次。症见烦躁不安者加服黄连解毒汤送服局方牛黄至宝丹1丸，6小时1次。症见风头旋者（血压高）于汤剂加羚羊、玳瑁、莱菔子；曲池穴刺血，再用吴茱萸、附子、怀牛膝、芫蔚子为面，蜂蜜调和，敷足心涌泉穴24小时。

症见脱证，血压低者加用参麦注射液，或参附注射液，静脉滴注。

症见头痛如破者，药用透顶止痛散蓄鼻即止，药用川芎、辛夷、冰片、白芷、硼砂、真麝香共为削面即是。

症见呕血便血者，加服大黄黄连泻心汤加白及、马灯草水煎服，6小时1次。

症见真心痛即急性心肌梗死者，加用参麦注射液，静滴注，1天两次，汤剂加服四妙勇安汤治之。药用金银花、当归、玄参、生甘草，水煎服，6小时1次。

症见喉间痰鸣，如拽锯者，药用鲜沥水一汤匙，兑入猴枣散一并灌之。

症见呃逆者，以防合并心定、真心痛之患，此为"心主噫"，噫者心气伤之象。加服平逆止呃汤，药用炒刀豆、青皮、枳壳、旋覆花、半夏、鲜姜、枇杷叶、莱菔子，水煎服，8小时1次，气虚者加生晒人参。

症见肺热病即肺部感染，发热者加服清肺汤，药用羚羊、玳瑁、金荞麦、虎杖、黄芩、杏仁、生石膏、金莲花、七叶一枝花，水煎服。6小时1次，同时兑服瓜霜退热灵七粒服之。

症见吞咽困难，饮水即呛者，药用会厌逐瘀汤，方见《医林改错》一书，再配合针刺疗法，取天突穴，金津、玉液二穴（此二穴点刺），翳风穴治之。

病至5～7天症见患肢肿胀者，药用透骨草、三棱、莪术、片姜黄、防己，急性子，水煎熏洗。

附：秘验方介绍

1. 抵挡汤加味

【组成】炒水蛭3g 虻虫3g 大黄9g 桃仁10g 石菖蒲15g 玳瑁10g 羚羊角3g 胆南星5g 珍珠母50g 地龙10g

【功效】逐瘀、熄风、通络，开窍醒神。

【主治】适用于痰瘀阻络，化风上犯于脑脉，脉络受伤，络破血溢而致的出血性中风。

【用法】水煎服，每日1剂。病程根据患者的症状改善为标准。

【加减】必要时可根据辨证酌情加药。

【方解】水蛭、虻虫、大黄、桃仁专入血分，不走气分，破瘀血而不伤新血，为活血通络之佳品。玳瑁、珍珠母平肝潜阳、清热熄风；羚羊角"平肝舒筋，定风安魄，散血下气"，地龙性寒下行，清热平肝熄风；此四者合用则阳定风熄热销；石菖蒲豁痰开窍，胆南星清热化痰，熄风定惊。全方潜阳熄风，祛瘀化痰而奏效。

【点评】破血化瘀药与熄风化痰药共用，既能潜阳熄风又能逐瘀生新，改善脑血脉运行，促进康复。

【验案】戴某，男，57岁。

初诊日期：1994年11月7日。因头痛、呕吐、嗜睡3小时就诊。病人3小时前正在做饭，突然剧烈头痛，头晕，呕吐，呕吐物为胃内容物，继之右侧肢体欠灵活，约半小时后，出现嗜睡、鼾声，立即送至我院诊治。现症：嗜睡、鼾声，但呼之能应，面色潮红，形体丰盛，舌红，苔薄黄，左侧鼻唇沟变浅，左侧肢体轻瘫，左巴氏征阳性，脉弦滑有力。BP：28/17.3kPa（210/130mmHg），CT示：脑出血，既往高血压病15年。证属出血性中风，头风眩，痰瘀化风，上犯脑脉，脉络受伤，络破血溢。治宜逐瘀、熄风、通络，开窍醒神。方用抵挡汤加味：炒水蛭3g，虻虫3g，豨莶草25g，白薇15g，川芎10g，石菖蒲15g，玳珇10g，羚羊角3g，胆南星5g，珍珠母50g，地龙10g。病人服药后明显好转，后又以填精滋肾养肝、调理脾胃、化痰通络法治疗1个月，诸症消失，CT复查，脑出血完全吸收。

2. 至宝丹、苏合香丸、真紫雪散、醒脑健神丹加味

【组成】至宝丹1丸　苏合香丸1丸　真紫雪散1支　醒脑健神丹0.2g　西藏红花1g　真天然牛黄0.1g　血竭粉0.1g　琥珀粉0.1g　珍珠粉0.1g

【功效】泻热醒神、豁痰开窍。

【主治】出血性中风急性期，证属风火上扰，痰蒙清窍。

【用法】用犀角尖加用羚羊角5g，玳瑁15g，煎水50ml磨汁化上药，高位保留灌肠法给药，每次5ml，1～2小时一次。

【加减】必要时可根据辨证酌情加药。

【方解】至宝丹清热开窍、化浊解毒，苏合香丸芳香开窍、行气止痛，真紫雪丹清热开窍、止痉安神，醒脑健神丹破瘀化痰、醒神通络，西藏红花疏经活络、通经化瘀、散瘀开结，真天然牛黄开窍豁痰、熄风定惊，血竭粉破瘀散结，琥珀粉镇静、活血，珍珠粉泻热镇惊，诸药合用取"猛峻之药急去之"之意，共奏破血化瘀、泻热醒神、豁痰开窍之功效。

【点评】病在急性期治则是以通为主，宜用峻猛之剂急去其邪。缘此病是标急本缓，邪实于上，邪去则通，阴阳气血得平。

【验案】任某，女，52岁。

2005年3月20日初诊。头痛如破，烦躁不安两小时。初诊：患者于5年前患高血压病，平素经常头痛，心烦易怒，胸闷气短，善太息，面赤而青，饮食正常，二便调和。于今清晨去卫生间小便时，突觉头晕目眩，随即仆倒，瞬间头痛如破并伴左侧肢体强直不可屈伸。查体：神志欠清，项强，躁动不安，喃喃自语，颜面潮红而青，无法站立行走，小便失禁，舌质红有瘀斑，苔厚腻，脉沉弦滑而紧。查：BP：

32/18.7kPa（240/140mmHg）。头颅CT示：层面可见大量出血并破入侧脑室，四脑室，出血量约80ml。诊断：急性出血性中风。治法：破血行瘀，开窍醒神，通腹泻浊。处方：至宝丹1丸，苏合香丸1丸，真紫雪散1支，醒脑健神丹0.2g，西藏红花1g，真天然牛黄0.1g，血竭粉0.1g，琥珀粉0.1g，珍珠粉0.1g。用真犀牛角尖加用羚羊角5g，玳瑁15g，煎水50ml磨汁化上药，高位保留灌肠法给药，每次5ml，1～2小时1次。大黄10g（后下），赤芍10g，竹沥拌郁金15g，石菖蒲15g，羌活15g，羚羊角10g 1剂两煎100ml，高位灌肠两小时1次。大便以通为度。患者用药后神志渐清，已无项强，头痛减轻，时有头晕脑涨，自己不能翻身及转侧，口淡，小便黄赤，大便偏溏日行两次，查体：右侧肢体肌力Ⅲ级，血压趋于稳定略高，可以自己用吸管进食及汤散药物，颜面色泽红青黄少华，舌质瘀斑苔微黄厚腻欠润，脉象沉弦滑有力。处方：制豨莶草20g，生蒲黄15g，酒川芎15g，当归尾10g，胆南星3g，赤苓20g，生地10g，金钱白花蛇2条（打碎），秦艽20g，酒大黄3g（后下），石斛15g，5剂水煎服日3次。经上述治疗患者病情日趋平稳，继以调制一月余后，患者一般状态良好，生活质量显著提高，好转出院。

（刘海艳　郭富彬　整理）

标本虚实辨治中风病　周炳文

周炳文，男，1916年生，江西吉安人。生于三代中医之家，初读孔孟之书，继从父学医凡五年，1936年起独立执行中医业务，精于内、妇、儿科。为首批全国老中医药专家学术经验继承工作指导老师。江西吉安地区人民医院中医科主任、主任医师。倡"运脾转枢"论点，对脾胃学说有独到见解，运用于临床，著《周炳文医疗经验集》，在各级医学杂志书报发表医论和临床报道五十余篇。

一、标实闭证

1．阳闭　以风火、痰湿、气滞、血瘀为主因。症见猝然仆倒，不省人事，牙关紧闭，两手握固，痰鸣喉阻，面齿气粗，口臭，大便闭结，舌质红绛，苔腻浊，脉弦硬滑数。系风阳痰火壅盛，治宜清热化痰开窍。先用至宝丹或安宫牛黄丸灌入或鼻饲，继用加味涤痰汤：党参30g（或红参12g），石菖蒲10g，胆南星6g，半夏9g，枳实9g，茯神9g，陈皮5g，竹茹12g，甘草5g，远志6g，石斛9g。使痰消风灭，症状缓解。

2．阴闭　症见唇紫面黯，手足不温，气息微弱，脉沉细滑，为寒湿秽浊蒙蔽心阳，治当辛温开窍。宜用桂姜汤：肉桂5g，炮姜5g，炙甘草5g。煎汤灌送苏合香丸，俟窍开神苏。喉中痰盛者，宜用涤痰汤益心导痰，可服至痰净为度，使神志转清。

3．心脾两虚　夜难入睡者，用归脾汤加川芎、知母、夜交藤；虚风内旋眩晕，不能起坐，视物翻转者，宜用守中汤加泽泻、半夏、天麻、首乌、僵蚕之类。

4．病起于肝热风火上扰　血压突然上升，发热烦躁，面赤苔灰脉盛，大便结燥或不通者，宜用加减羚羊角汤以镇肝熄风：羚羊角粉

1~3g，生地15g，丹皮9g，白芍10g，柴胡9g，黄芩6g，石决明12g，龟板5g，钩藤12g，夜交藤15g。

神清后头痛剧烈者，用天麻钩藤饮（天麻、钩藤、石决明、茯苓、杜仲、牛膝、桑寄生、夜交藤、栀子、黄芩）加天花粉15g。若脑脊液血性加犀角、生地、丹皮、白芍，或加红参。

5. 起于风湿郁火　表里俱实，大便不通，苔黄脉实者，初起可用泻青丸（栀子、大黄、当归、川芎、羌活、防风、龙胆草）加胆南星、石菖蒲，宣风下火，除痰开窍，每收便通、风熄、痰除窍开之功，病势立可缓解。

中风标实证，以风火痰湿为主，标实之下存在本虚，并非单纯属实，临证务须严格区分标本虚实层次，既要除邪开窍又当救本防脱。

二、本虚脱证

由于老年人精血枯耗，肝肾亏损，元阳衰败，一遇情志失调，或劳倦过度，或嗜食肥甘酒醴，聚湿成痰，火从中生，往往造成痰火壅闭清窍而发病。症见突然昏倒，不省人事，口合目张、鼻鼾、呼吸微弱、手撒遗尿，痰壅喉阻，极为危重。初则脉弦大滑数，继转濡细扎散、结代，舌胖大，苔腻浊灰黑。一派阴竭阳越，浊邪阻遏证候，虚中夹实，不得认作纯虚。

1. 标急者，先用涤痰汤加至宝丹，益心除痰开窍，继用地黄饮子壮水以制火，稳定病情可逾险境。

2. 本急者，神识昏愦，汗多息微，脉细欲绝或散大，宜用加味参附汤：红参12~15g，附子6~9g，五味子5g，麦冬12g。益心回阳救逆。汗多者加黑锡丹3g，继以地黄饮子为主可固下元，以防虚脱。

眩晕、呕恶、气陷欲绝者，即用六味回阳饮：党参30g或用红参10g，附子6~9g，炮姜6g，熟地30g，当归12g，炙甘草5g。温中填阴回阳，诚阴阳将脱之验方。

若气短不续，张口呼多吸少，汗出如油，神昏尿遗，舌焦敛如荔枝，脉数疾或无脉，为心肾将绝，元阳散失，殊难挽救。

附：秘验方介绍

1. 加减羚羊角汤

【组成】 羚羊角粉1~3g（另包，冲服）　生地15g　丹皮9g　白芍10g　柴胡9g　黄芩6g　石决明12g　龟板5g　钩藤12g　夜交藤15g

【功效】 凉肝熄风。

【主治】 中风肝热风火上扰证的患者，症见发热烦躁，面赤苔灰脉盛，大便结燥或不通者。

【用法】 水煎服，每日1剂。

【加减】 大便闭结不通加大黄9g，枳实9g。

【方解】 羚羊角、石决明、黄芩、钩藤清肝熄风；丹皮治血中伏火而除烦热，柴胡疏肝解郁，推陈致新；龟板、白芍育阴，生地凉血清热；夜交藤祛风通络。诸药相合共奏凉肝熄风之效。

【点评】 清叶天士《临证指南医案·中风》记载"叶氏发明内风，乃身中阳气之变动。肝为风脏，因精血衰耗，水不涵木，木少滋荣，故肝阳偏亢，内风时起"。强调了肝热风火上扰在中风病中的地位，本方配伍切中病机，临床中如辨证准确，应用本方可收疗效。

【验案】 张某，男，60岁。1972年12月5日初诊。

高血压中风急诊入院两天，仍深度昏迷而邀诊。患者平素嗜酒，喜食荤肴。发病前头痛数日，现息粗痰鸣，口臭，4天未大便，腹绷急，右手足瘫痪，溲赤浊，舌红苔黄，脉弦硬。诊为中风闭证，予以凉肝熄风，通腑开窍。药用：羚羊角粉1g，生地18g，丹皮9g，白芍12g，石决明12g，龟板15g，石菖蒲9g，栀子9g，大黄9g，枳实9g；至宝丹1粒（另化服）。

服上方2剂，大便数次，量多，尿转淡黄，神识顿清，尚语言不利，手足瘫软。原方去大黄、至宝丹，加黄芩6g。服2剂，大便通畅，咽吞顺利，唯胸闷痰鸣，遂改涤痰汤加瓜蒌仁9g，黄连3g，连进4剂，痰消胸开，语言清楚，肢瘫好转。复诊数次，均守上方约服20剂，另吞八虫散：三七30g，甲珠15g，全蝎15g，地龙15g，水蛭15g，蝉蜕15g，土鳖虫15g，蜈蚣20g。

用法：上药共研细末，装胶囊，每次服3g，每日服两次。

后以四物汤加黄芪、木瓜、牛膝、葛根、石菖蒲、远志、豨莶草及首乌延寿丹等交替服，配合针刺、功能锻炼，两个月后可弃杖上下楼，行走而出院。

2. 加味涤痰汤

【组成】党参30g（或红参12g）　石菖蒲10g　胆南星6g　半夏9g　枳实9g　茯神9g　陈皮5g　竹茹12g　甘草5g　远志6g　石斛9g

【功效】益心、除痰、开窍。

【主治】中风本虚而痰火壅闭清窍证的患者，症见突然昏倒，不省人事，口合目张，鼻鼾、呼吸微弱，手撒遗尿，痰壅喉阻，极为危重。初则脉弦大滑数，继转濡细扎散、结代，舌胖大，苔腻浊灰黑。

【用法】水煎服，每日1剂。

【加减】痰火标急者可加用至宝丹或安宫牛黄丸。

【方解】人参、茯神、甘草补心益脾而泻火；陈皮、胆南星、半夏利热燥而　痰；竹茹清燥开郁；枳实破痰利膈；石菖蒲开窍通心；远志能利心窍，逐痰涎；石斛滋阴清热；全方共奏益心除痰开窍之功效。

【点评】本方由《洛生方》之涤痰汤加远志，石斛而成，周老先生用之治疗中风阳闭证。本证属中风急证，应用本方时，宜先用至宝丹或安宫牛黄丸灌入或鼻饲以清热化痰开窍，继用本方以消痰灭风，缓解症状。

【验案】陈某，男，71岁。1978年3月2日住院，3月6日邀诊。

症见神昏不语，目合口张，鼾息，痰鸣遗尿，舌歪不吞，苔灰厚腻滑，脉弦硬忽如雀啄一二至，左手足瘫痪，血压仍高。为元气衰微，阴竭于下，阳浮于上，痰蒙心窍之象。予以益气固脱，涤痰开窍。先以涤痰汤加龟板、牡蛎、白芍、远志。服2剂痰鸣好转，神识渐清，脉象改善。服3剂痰声消失，吞咽无阻，惟语謇且时蒙糊，小便失控，遂接用地黄饮子，初进4剂即不遗尿，排便自如，精神好转，能睡梦多；再服3剂，食欲渐开，精神转好，可坐起，脉弦硬，原方加生牡蛎30g。5剂后能下床移步，左臂稍可抬起。嗣后以此方与补阳还五汤加杜仲、桑寄生及独活寄生汤轮服，每日化服人参再造丸1粒。感染发热时用小柴胡合四物汤加减；心悸不眠用归脾汤加减；手足水肿、骨节痛用北黄芪、薏苡仁、桑白皮、泽泻等；咳嗽、喉干或带血用拯阴理劳汤。住院100天中，未配合其他治疗，能走路，手臂伸展无障碍，仅端碗欠灵而出院。

（林　雪　任吉野　整理）

出血性中风病证治 钟一棠

钟一棠，男，1915年生，浙江宁波人。出身中医世家，于15岁负笈上海中医专门学校，翌年改为上海中国医学院，毕业后从其兄钟一桂医师传习中医二年余，然后独立悬壶甬城。首批全国老中医药专家学术经验继承工作指导老师。新中国成立后1952年为响应政府号召"走集体化道路"而参加宁波市江北区第五联合诊所。1955年任宁波市卫生局医疗预防科副科长。1958年调入宁波市第一医院中医科。1977年受命筹建宁波市中医医院。于1980年任该院院长，五年后任该院顾问，直至2000年3月才告退休。1983年被授予"浙江省名老中医"称号；1992年被评为全国有突出贡献的科技人员，享受国务院特殊津贴。撰写《中医内科病名与诊断》《中西医内科病名对照参考》《中药学补充教材》以及临床多年经验之著《无我斋内科证》《诊余随笔》《中医热、血、痛、厥四大急症辨治》等。

一、络破血溢，宜用活血凉血

出血性中风，一般多用止血药。但此病之出血常无凝血功能障碍，若过用止血之品反使离经之血凝固而积滞于脑内，甚则昏迷，偏废难复。所以临床对于中风闭证而见阳亢现象者，可采用平肝潜阳或育阴敛阳之剂，佐以凉血活血之品，虽不止血亦可收止血之功。盖平肝潜阳，育阴敛阳能协调阴阳，阴阳和则血随气降而血宁。当然对蛛网膜下腔出血，因其病势急骤，则需用止血之品，如槐花、地榆、丹皮、酒炒大黄等，以免出血不止而危及生命。活血药的应用目的在于勿使血瘀为患，初期不宜用过于峻猛的活血药，如川芎、生蒲黄等，因老年患者血管硬而脆，易引起血管破裂，且活血之品多能破坏凝血机制而造成出血不止，可选用凉血活血止血药，如赤芍、丹皮、当归等，加入平肝潜阳或养阴剂中。待病情稳定后，再重用活血之品，以利肢体的恢复。

二、血菀于上，勿需涤痰开窍

本病昏迷是血菀于上而使神明之府失司之故，非风痰湿浊蒙蔽所致，故勿需化痰开窍，对中风闭证可区别阳闭与阴闭而用药不同。阳闭者，可见猝然昏仆，不省人事，三关紧闭，两手握固，呼吸气粗，颜面潮红，躁动不安，大便干燥或秘结，唇舌红，苔黄燥，脉弦滑而数。治宜熄风降逆，凉血止血。药用：羚羊角、鲜生地、丹皮、生白芍、决明子、黄芩、炒山栀、大黄、槐花、生地榆。若痰多加竹沥1支冲入；便秘加元明粉20g（冲），昏迷难以口服者可用鼻饲，也可用灌肠。

阴闭者，可见猝然昏迷不省人事，牙关紧闭，唇青面白，两手握固，四肢不温，静而不烦，或痰涎塞盛，舌苔白腻，脉沉弦。治宜熄风通阳，温经止血。药用：天麻、决明子、桂枝、白芍、夏枯草、益母草、黄芪、丹参、槐花、鹿衔草。若痰多加僵蚕、半夏、石菖蒲。

痰不是形成本病的根本原因，而是中风的一个兼症，故不必拘泥于治痰。但如果痰过多而阻滞气道有引起窒息之虞时，亦须重视祛痰。热痰用竹沥、天竺黄；湿痰用姜半夏、制胆南星、石菖蒲。必要时可作气管切开，以免窒息，若并发肺热咳喘者，则应及时清肺化痰。

三、通腑可降浊热

出血性中风患者保持大便通畅非常重要，即使没有便秘现象，亦可常加通腑之品。因为本病之起，多为肝阳上亢，血随气涌所致，苦寒清化通腑之品能使上亢之邪随大便下行，并能起到降低血压和颅内压的作用，一般可在常用方中加入生大黄、元明粉或枳实导滞丸。如便秘重或不易口服及鼻饲者，可灌肠。常用下方：生大黄30g，黄芩30g，知母20g。加水煎成300ml时，待温保留灌肠，每日1~2次。

附：秘验方介绍

平肝潜阳熄风汤

【组成】钩藤15g　黄芩15g　菊花15g　白芍20g　决明子15g　珍珠母30g　丹皮15g　槐花20g

【功效】平肝潜阳、凉血行血。

【主治】出血性中风肝阳升动内风之证，除中风症状外兼头晕、头痛，溲赤便难，舌红苔薄黄，脉弦滑等表现。

【用法】水煎服，每日1剂。

【加减】若痰多加竹沥1支冲入；大便不通加枳实导滞丸4g（药汁化服）。

【方解】钩藤清热平肝熄风，菊花辛凉疏泄，黄芩清热平肝，共奏清热、凉肝、熄风之效，决明子、珍珠母平肝潜阳，白芍酸寒，敛阴清肝火；丹皮、槐花凉血活血。诸药合用共奏平肝潜阳、凉血行血之功。

【点评】本方是钟老先生的自拟经验方，用于治疗出血性中风肝阳亢盛之证。钟老治疗中风常用平肝潜阳法，使阴阳协调则血随气降，本方即宗此学术思想而设。

【验案】王某，男。

患中风数日，住某医院。今欲脑部手术取出血块，或转沪治疗未决，而邀余诊视。患者素体尚健，但血压偏高。病前工作繁忙，深夜写作。于10天前晨起即感头晕而痛，突然右侧肢软欲倒，口眼㖞斜，急送医院，诊断为脑溢血。经治头痛、头晕及恶心稍减，面尚泛红，语言不利，口眼㖞斜，右侧肢体完全瘫痪，溲赤便难，舌红苔薄黄，脉弦滑。此肝阳升动内风，兼挟湿热蕴于肠胃之证。处方：桑寄生15g，钩藤15g，黄芩15g，菊花15g，白芍20g，决明子15g，珍珠母30g，丹皮15g，槐花20g，泽泻15g，枳实导滞丸4g（药汁化服）。

二诊：服2剂后诉大便已通，自觉神爽胸宽，头已清快，苔去舌尚红。前方去泽泻、枳实导滞丸，加桃仁15g，栝楼皮20g。3剂。

三诊诉能寐而多梦，头不痛晕，亦不泛恶，而感两手心及胸部灼热，大便干，眉宇间时有泛红，舌红未减，脉稍弦。治宜育阴潜阳，兼为活血化瘀。处方：生地15g，赤芍15g，白芍15g，栝楼皮15g，栝楼5g，黄芩15g，丹皮20g，桃仁15g，菊花15g，地龙10g，槐花20g，珍珠母30g，陈皮4g，甘草2g。

四诊：服上药5剂，前症减轻，患肢肩部能动，腿能屈伸。治守原方，去槐花，加丹参20g。5剂。

五诊：诸症均好转，方药少更动，连服10余剂，扶杖稍能行走，出院返家休养。又诊5次，方药中增加参芪及杜仲、牛膝之类。入夏自己能行走并锻炼患肢，至秋继10剂中药，终于免去手术而告愈。

（林　雪　整理）